SEKTIONSTECHNIK

VON

PROFESSOR DR. ROBERT RÖSSLE
DIREKTOR DES PATHOLOGISCHEN INSTITUTS
DER UNIVERSITÄT BERLIN

SIEBENTE AUFLAGE

MIT 7 ABBILDUNGEN

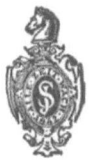

SPRINGER-VERLAG
BERLIN HEIDELBERG GMBH
1949

ALLE RECHTE, INSBESONDERE DAS DER ÜBERSETZUNG
IN FREMDE SPRACHEN, VORBEHALTEN.
COPYRIGHT 1932 BY SPRINGER-VERLAG BERLIN HEIDELBERG
URSPRÜNGLICH ERSCHIENEN BEI SPRINGER-VERLAG OHG.
BERLIN, GÖTTINGEN AND HEIDELBERG 1932.

BRÜHLSCHE UNIVERSITÄTSDRUCKEREI GIESSEN.

Inhaltsverzeichnis.

Seite

Aufgaben der Leichenöffnung	1
Die Ausführung der Sektion	5
Öffnung der Leibeshöhle	6
Freilegung des Brustkorbes	7
„Situs" der Bauchorgane	7
Öffnung des Brustkorbes	8
Situs der Brusteingeweide	9
Besichtigung der Brustfellräume	9
Untersuchung des vorderen Mediastinums und des Herzbeutels	10
Die Eröffnung des Herzens in situ	11
Herausnahme der Lungen und des Herzens	12
Sektion des Herzens	13
Sektion der Lungen	14
Herausnahme der Halsorgane	16
Sektion der Halsorgane	17
Sektion der Baucheingeweide	18
Sektion der Leber	20
Herausnahme des Magen-Darmkanals	21
Sektion der Harnorgane	21
Sektion der Beckenorgane	23
Sektion der weiblichen Beckenorgane	24
Sektion der männlichen Beckenorgane	25
Sektion des Darmes	25
Sektion des Knochenmarks	27
Untersuchung der Knorpelknochengrenzen und Epiphysenkerne	28
Sektion des Schädels	29
Die Herausnahme des Gehirns	30
Sektion des Gehirns	32
Sektion der Nebenhöhlen des Schädels	36
Sektion des Rückenmarks	37
Richtlinien für die Abfassung des Befundberichts	37
Muster eines Befundberichts	40
Äußere Besichtigung	40
Situs der Eingeweide	41
Brustorgane	41
Halsorgane	42
Bauchorgane	43
Kopfhöhle	45
Sektionsdiagnose	47
Die wichtigsten Durchschnittsmaße und -gewichte	47
Gewichte für die Geschlechter	48
Maße für reife Neugeborene	48
Maße von Erwachsenenorganen	48
Vorwort für die Fachgenossen, Nachwort für die Studierenden	49

Aufgaben der Leichenöffnung.

Das Ziel der Sektion (Obduktion) einer menschlichen Leiche ist die Klarstellung der Todesursachen. Diese setzen sich aus unmittelbaren und mittelbaren Todesursachen zusammen.

Als die unmittelbare Todesursache ist jeweils das Versagen eines lebenswichtigen Organs oder Organsystems anzusehen: dazu gehören Kreislauf-, Atmungs-, Stoffwechselorgane und das Nervensystem, im besonderen kommen bestimmte Teile des Gehirns hier in erster Linie in Betracht. Dabei braucht ein solches Organ nicht selbst krankhaft verändert gewesen zu sein, sondern versagt etwa nur wegen der Abhängigkeit seiner eigenen Leistung von der gestörten Leistungsfähigkeit anderer Teile im Organismus, dessen Gesundheit und Erhaltung ja auf der Zusammenarbeit aller seiner Teile beruht. Die Feststellung der unmittelbaren Todesursache gelingt häufig nur aus Nebenzeichen.

Die mittelbaren Todesursachen sind Krankheiten und Verletzungen (diese im weitesten Sinne genommen). Sie pflegen den Körper und seine Organe in einer schon für das unbewaffnete Auge mehr oder minder sichtbaren Weise zu verändern. Diese Veränderungen sind der eigentliche Gegenstand der pathologischen Anatomie. Die Aufgabe des Obduzenten ist mithin, die pathologisch-anatomischen Organveränderungen zu finden und zu deuten. Wir unterscheiden Hauptbefunde und Nebenbefunde.

Wenn ein Mensch an Lungenentzündung stirbt, so ist meist nicht die Veränderung der Lunge selbst Todesursache, sondern z. B. das Versagen des Herzens und die Allgemeininfektion. Die Lungenentzündung ist die tödliche Krankheit und der Hauptbefund, den der Arzt auf dem Totenzettel (amtlich) verzeichnet. Wichtigste „Nebenbefunde" sind dann z. B. Herzerweiterung und Milzschwellung.

Seine Befunde hat der Obduzent in einem Bericht (Sektionsprotokoll) niederzulegen und in einer Schlußdiagnose zusammenzufassen. Die Auffindung und Klarstellung der krankhaften Veränderungen ist Sache der technischen Geschicklichkeit bzw.

der Anwendung einer geeigneten Sektionsmethode, die Deutung Sache des gelehrten Wissens und der persönlichen Erfahrung. Da die meisten Sterbefälle auf Erkrankungen der inneren Organe beruhen und diese im wesentlichen die Eingeweide des Rumpfes und den Inhalt des Schädels ausmachen, so darf sich der Obduzent meistens mit der Sektion der drei „Körperhöhlen": Brusthöhle, Bauchhöhle, Schädelhöhle begnügen. Er muß aber für besondere Fälle auch mit der Untersuchung der Wirbelsäule, des Knochenmarks der Röhrenknochen, der Nebenhöhlen des Schädels vertraut sein, das Rückenmark unversehrt gewinnen können und die Muskulaturen, Gefäße und Nerven der Gliedmaßen freilegen können. Letzteres geschieht nach den einfachen Regeln der anatomischen Präparierkunst. Die Durchführung der Sektion der Eingeweide hingegen erfordert die Einhaltung einer besonderen Sektionstechnik, wie sie im folgenden geschildert wird.

Der Verzicht auf eine vollständige Sektion der menschlichen Leiche ist also schon sachlich dadurch gerechtfertigt, daß die Sektion der Eingeweide der drei Körperhöhlen in den meisten Fällen das oben gekennzeichnete Ziel der Leichenöffnung zu erreichen erlaubt. Allerdings sollte nie davon Abstand genommen werden, die Sektion der Eingeweide ganz durchzuführen. Teilsektionen, etwa nur des Herzens oder der Nieren oder einer Operationsstelle sind ein Unding. Die Einschränkung der Sektion auf Rumpf- und Kopfhöhle wird aber auch erfordert durch die Rücksicht auf die Erhaltung des Aussehens der Verstorbenen bzw. auf die Gefühle der Hinterbliebenen, indem jede Entstellung vermieden werden muß dadurch, daß die Verletzung der Haut auf die unumgänglich nötigen Schnitte beschränkt wird. Man wird allgemeine Bedenken und Widerstreben gegen die Sektionen beseitigen, Verweigerungen gegen die Vornahme auch im Einzelfalle rückgängig machen können, wenn man die Gewähr übernimmt, daß man von der vorgenommenen Sektion nachher an der im Sarge aufgebahrten Leiche nichts wahrnehmen kann.

Das Gefühl einer ernsten Handlung und der Ehrfurcht vor dem Toten bestimme die innere Haltung des Arztes, der eine Leichenöffnung vornimmt. Gar zu leicht verliert der junge Mediziner durch die Überwindung der ersten Eindrücke des Präpariersaales und die Gewöhnung an Blut bei den Operationen die natürliche Einstellung zum Leiden seiner Nebenmenschen.

Aber auch die äußere Haltung bei den Sektionen erfordert neben Geschicklichkeit und Umsicht eine Selbstzucht. Sie be-

Aufgaben der Leichenöffnung. 3

trifft die so oft in Sektionssälen vernachlässigte Sauberkeit. Nicht nur die unnötige Besudelung der Leiche oder gar des Fußbodens um den Sektionstisch ist unbedingt zu vermeiden, sondern auch seine Arme, seine Schürze und die übrige Bekleidung hat der Obduzent peinlichst vor Beschmutzung zu bewahren. Dies ist sowohl aus ästhetischen Gründen als auch wegen des Schutzes vor Infektionen erforderlich. Besser ist es, jeder Gelegenheit dazu vorzubeugen, als nachher mit unzulänglichen Mitteln desinfizieren zu wollen. Deshalb sollte heute auch die

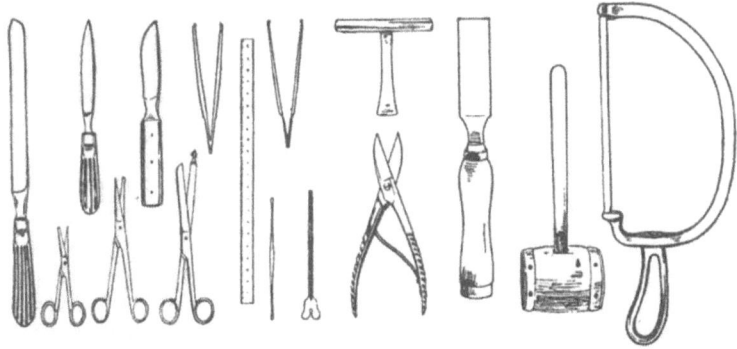

Abb. 1. Von links nach rechts: Großes Parenchymmesser, „kleine" Schere, spitzes Parenchymmesser, „mittlere" Schere, Knorpelmesser, Darmschere, anatomische Pinzette, Meßstab, Knopfsonde, chirurgische (Haken-) Pinzette, Hohlsonde, Quermeißel, Knochenschere, Knochenmeißel, Hammer, Säge.

Verwendung von Gummihandschuhen (und zwar richtigen Sektionshandschuhen) eine Selbstverständlichkeit sein; die geringen Nachteile, die mit ihnen verbunden sind, wie schwieriges Zufassen, Abgleiten der Objekte, Abstumpfung des Tastgefühls, können durch Übung ausgeglichen werden.

Man soll sich bei der Sektion angewöhnen, mit möglichst wenigen Instrumenten auszukommen; es genügt der Satz von Messern, Scheren und Pinzetten, die in Abb. 1 wiedergegeben sind. Auch ein häufiger Wechsel der Instrumente ist zu vermeiden. Außer dem sog. Knorpelmesser (Abb. 1), das vom ersten Schnitt durch die Haut bis zur Eröffnung des Brustkorbes, d. h. bis nach der Durchtrennung der Rippenknorpel und der Herausnahme des Brustbeins in den Händen des Obduzenten bleibt, benötigt er in erster Linie noch ein langes Messer mit abgestumpfter Spitze; es dient ihm zur Herstellung der Schnitte durch die großen und die kleinen Organe und zeigt recht eigentlich durch seine lange Klinge die Besonderheit der

Schnittführung bei pathologischen Sektionen gegenüber den präparatorischen Aufgaben der normalen Anatomie an; diese erfordern kleine, bauchige, spitze Skalpelle; da auch die pathologische Sektion nicht selten die Freilegung und Verfolgung feinerer Einzelheiten verlangt, so bedarf auch der Obduzent noch dieser Art Messer, aber sein Hauptwerkzeug ist das Messer mit der langen Klinge, die ihm ermöglicht, flotte, ausgiebige, glatte und damit übersichtliche Schnitte in die großen „parenchymatösen" Organe zu legen; er wird sich ihrer aber auch bei der Zerlegung kleinerer Organe, wie Nebennieren, Hoden, Eierstöcke, mit Nutzen bedienen. Während der Anatom die Präparierkunst mit kleinen Bewegungen aus Finger- und Handgelenk ausübt, vollzieht der Pathologe seine großen Schnitte mit Bewegungen aus dem Ellbogen- und Schultergelenk, und die lange Klinge ist gewissermaßen die Fortsetzung des im Handgelenk fixierten Vorderarmes (Abb. 2). Das Messer ist dabei nicht wie eine Schreibfeder, sondern wie ein Stock oder ein Schwert zu fassen. Ein anderes, der pathologischen Sektion eigentümliches Werkzeug ist die Knopfschere; sie wird zur Eröffnung von Hohlorganen, wie Herz, Speiseröhre, Luftröhre, Magen, Darm, verwendet. Dabei soll sie mit ihrem geknöpften Blatt als führende Sonde gebraucht werden. Engere Röhren des Körpers (Bronchien, Wurmfortsatz, Tuben, Kranzgefäße u. dgl.) werden mit kleineren, einfachen oder geknöpften Scheren aufgeschnitten. Von den übrigen Instrumenten wird im Verlaufe der Schilderung der Sektionstechnik die Rede sein.

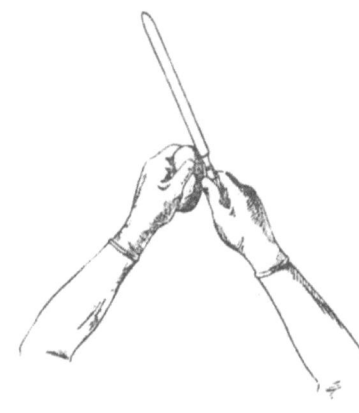

Abb. 2.

Besondere Zwecke erfordern natürlich noch besondere Maßnahmen, entweder ein Abweichen von der schematischen Reihenfolge der Untersuchung der Organe, andere Schnittführungen oder anderes Instrumentarium; dazu gehören die bakteriologischen Untersuchungen am Leichentisch, die Gewinnung von Material für chemische oder serologische Untersuchungen. Die wichtigsten derartigen Maßnahmen sollen weiter unten noch berücksichtigt werden. Im folgenden sei zunächst

Die Ausführung der Sektion.

nur eine nach dem Schema durchgeführte Sektion geschildert. Das Schema soll neben seinen übrigen Hilfen (siehe oben) auch dazu dienen, daß die Durchführung der Sektion in einer gewissen Zeit ermöglicht wird. Auf der einen Seite muß zwar gesagt werden, daß der Obduzent keine Gründe zur Eile haben sollte wie der Operateur, weil Eile nur der Genauigkeit und Sicherheit des Ergebnisses schaden kann, auf der anderen Seite aber soll die Ausführung einer Sektion, wie jede Ausübung einer Kunst, den Eindruck von Geschicklichkeit und fehlerfreier Gewandtheit machen; um einen Maßstab zu geben, sei deshalb noch gesagt, daß eine Sektion von mittlerer Schwierigkeit in 1—1½ Stunden regelrecht und vollständig durchgeführt werden kann.

Die Ausführung der Sektion.

Der eigentlichen Leichenöffnung geht die genaue äußere Besichtigung des Toten voraus. Sie ist auch bei nichtgerichtlichen Fällen von großer Bedeutung. Sie hat den Körperwuchs, den Ernährungszustand, die Farbe der Haut und der sichtbaren Schleimhäute, die Zeichen des eingetretenen Todes (Leichenkälte, Totenstarre der Gliedmaßen- und der Kiefermuskeln, Verwesungs- und Fäulnisgeruch, Fäulnisflecken, Totenflecken, Trübung der Hornhaut) zu berücksichtigen. Die Weite der Pupillen, die Körperöffnungen (Nase, Ohren, Mund, Gebiß, weibliche Scham, männliche Harnröhrenmündung, Vorhautsack, After) sind nachzusehen. Für die Besichtigung der Totenflecken, welche sich in den abhängigen Partien, also gewöhnlich am Rücken, befinden, muß die Leiche vorsichtig umgedreht und dabei darauf geachtet werden, ob aus Mund und Nase Flüssiges ausläuft (Mageninhalt, Schleimauswurf, Galle?). Schließlich ist auf Ausschläge, Druckbrand der Haut, Narben, Verstümmelungen und auf Verletzungen zu achten.

Jetzt erst greift man zum Sektionsmesser; zur Durchtrennung der Haut verwendet man das Knorpelmesser. Wenn man, wie es die Regel ist, mit der Eröffnung der Brust- und Bauchhöhle beginnt, wird man bis zur Eröffnung des Herzbeutels kein anderes Instrument gebrauchen. Waren an der Haut auffällige Flecken, Schwellungen, fragliche Unterblutungen, so wird man darauf einschneiden.

In Ausnahmefällen ist es angezeigt, die Schädelhöhle vor der Brust- und Bauchhöhle zu eröffnen; dann findet man im allgemeinen das Gehirn blutreicher, weil das Blut nach Herausnahme des Herzens aus der Brusthöhle von den Kopfgefäßen abfließt, was natürlich nicht geschehen kann, wenn das Gehirn vor den Brusteingeweiden seziert wird.

Öffnung der Leibeshöhle.

Wenn der Obduzent rechtshändig ist und also auf der rechten Seite der Leiche Stellung genommen hat, so führt er den ersten Hautschnitt von der linken Schulterhöhe entlang und dicht unterhalb des Schlüsselbeins quer über den Brustkorb herüber auf die rechte Schulterhöhe, sodann von der Mitte dieses Schnittes ausgehend einen zweiten Schnitt in der Mittellinie des Rumpfes über Brustbein und Bauchdecke bis zur Schamfuge (Abb. 3). Er vermeidet dabei die Durchschneidung des Nabels; es ist, besonders bei Neugeborenen und Säuglingen, sogar nötig, den Schnitt links vom Nabel vorbeizuführen, damit der Nabel im Zusammenhang mit den Nabelgefäßen, besonders der Nabelvene, bleibt. Auch das Durchtrennen von genähten Operationswunden im Bereich der Nähte wird man (z. B. bei medianen Laparotomien) am besten zunächst vermeiden und vorziehen, sie zu umschneiden, um sie erst in unverändertem Zustande von innen zu besichtigen.

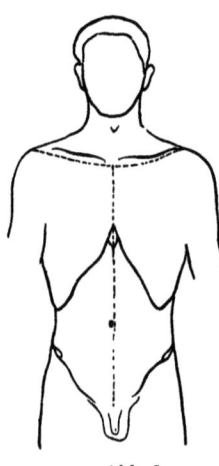

Abb. 3.

Mit einiger Übung gelingt es bald, wenigstens über dem Brustbein, den Schnitt so tief wie möglich auszuführen (Schneiden unter Druck mit der ganzen Kraft des Armes!), weil man hier nicht Gefahr läuft, Eingeweide zu verletzen; im Bereich des Bauches, besonders der Magen- und Harnblasengegend, kann der Anfänger zuerst nicht so forsch vorgehen, sondern wird während des Schneidens die Schichten der Bauchwand nach dem ersten Hautschnitt nacheinander durchtrennen, dabei am besten nur an einer Stelle, etwa in der Magengrube bis in die Bauchhöhle vordringen. Sodann faßt er die gespaltene Bauchdecke so, daß das noch immer fast horizontal gehaltene Messer unter Leitung des Auges die vordere Bauchwand bis zur Schamfuge ganz durchtrennt. (Das bei anderen Sektionsvorschriften empfohlene Abschneiden der geraden Bauchmuskeln an ihrem Ansatz am Schambein vermeide man, da man die Bauchhöhle durch die jetzt folgenden Schnitte ohnehin weit genug eröffnet.)

Freilegung des Brustkorbes.

Nun wird das Nabelband (Lig. teres hepatis, Chorda venae umbilicalis) durchschnitten (bei Neugeborenen und Säuglingen unter Beachtung der Beschaffenheit der Nabelvene) und sodann die Haut und die Brustmuskulatur gleichzeitig vom Brustkorb mit dem Ziele abpräpariert, das Brustbein und die Rippen freizulegen. Dies geschieht folgendermaßen: die linke Hand erfaßt die Bauchdecken in der Nähe des Rippenbogens, Daumen nach innen, und wälzt sie so kräftig über die Finger um, daß das Messer leicht alle Weichteile vom Schwertfortsatz bis in die vordere Achsellinie, entlang bzw. auf dem Rand des Rippenbogens durchtrennt. Das Messer muß dabei senkrecht (nicht flach) auf die Brustwand aufgesetzt und kräftig durchgezogen werden. Die weitere Hauptarbeit fällt dann der linken Hand zu: sie hat nachgreifend immer wieder Haut und Muskulatur zu fassen und über die Hand zu wälzen, während die rechte Hand die so angespannten Weichteile immer wieder mit senkrecht auf den Brustkorb gerichteten Schnitten durchschneidet. Letzteres muß so sauber gelingen, daß die Rippen und besonders die Rippenknorpelknochengrenzen klar herauskommen. Immer nach oben fortfahrend, verfährt man so zuerst rechts, dann auf der linken Brustseite bis zum Anschluß an den ersten queren unter den Schlüsselbeinen verlaufenden Sektionsschnitt. Von diesem aus wird sodann die Haut allein nach oben so weit abpräpariert, bis die Schlüsselbeingruben und die untere Halsgrube (Jugulum) bloßliegen. Letzteres ist für die gleich folgende Wegnahme des Brustbeins nötig.

Jetzt oder schon während der Ablösung des Musc. pectoralis major untersucht man bei weiblichen Leichen die Milchdrüsen, indem man vom abgelösten Brustmuskel her so auf ihren Drüsenkörper einschneidet, daß man sie möglichst halbiert und dabei bis in die Gegend der Brustwarze vordringt, ohne die äußere Haut zu verletzen; es folgen noch gewöhnlich einige parallel oder sektorartig geführte weitere Schnitte.

„Situs" der Bauchorgane.

Jetzt legt man das Messer beiseite, um die Lage der Eingeweide zu prüfen: das Netz wird hochgeschlagen und ausgespannt besichtigt, der Magen betrachtet, der Wurmfortsatz und das Gekröse nachgesehen, die Darmschlingen aus dem kleinen Becken herausgehoben, nach Ergüssen und Belägen gefahndet, die Gegenden der häufigeren Bruchbildungen auf solche oder auf Anlagen dazu abgetastet, Nieren, Milz und Leber geprüft und endlich der Stand des Zwerchfells in der Brustwarzenlinie auf beiden Seiten bestimmt. Hierzu drückt man das Zwerchfell rechts und dann links so weit als es geht an die vordere Brustwand an und bestimmt mit der anderen Hand von außen am Brustkorb die Rippe oder den Zwischenrippenraum, die dieser Stelle entspricht.

Bei Pneumothorax oder Verdacht auf solchen ist eine besondere Maßnahme nötig (vgl. S. 8).

Öffnung des Brustkorbes.

Mit dem Knorpelmesser beginnt man die Rippenknorpel nahe ihrer Grenze zum knöchernen Teil der Rippen, an der zweiten Rippe anfangend, von oben nach unten durchzuschneiden (Abb. 4). Dabei ist darauf zu achten, daß das Messer nicht zu steil angesetzt wird, damit es jeweils nach Durchtrennung einer Rippe auf die andere so aufstößt, daß sie mit flottem Zug und ohne Brusteingeweide darunter zu verletzen, durchschnitten wird. Man gebraucht zweckmäßig dazu beide Hände, indem die linke über die rechte faßt, um größere Kraft und Gleichmäßigkeit des Schnittes zu erzielen. Sind die Knorpel verkalkt oder verknöchert, so ist die Verwendung einer Knochenschere (Abb. 1) nötig; dies ist besonders häufig am ersten Rippenknorpelpaar (s. unten) der Fall.

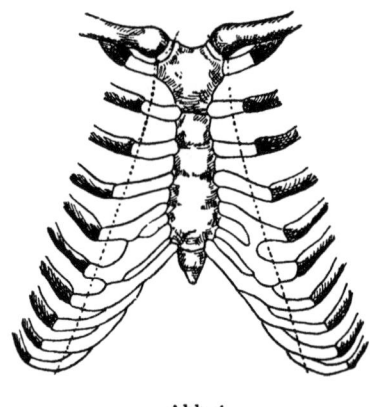

Abb. 4.

Jetzt schneidet man unter Aufhebung des Brustbeins durch die linke Hand dieses von seinen Verbindungen mit dem Zwerchfell (Mediastinum ant.) ab und achtet darauf, daß es dabei nicht abgeknickt wird. Mit dem Bauch des Knorpelmessers durchschneidet man dann etwas mehr seitlich, als der Schnitt durch die zweite Rippe angelegt war, den ersten Rippenknorpel links und rechts, worauf sich sofort das Brustbein in den Sternoclaviculargelenken nach oben bewegen und etwas steiler stellen läßt. Der Schnitt durch den ersten Rippenknorpel soll gerade auf dieses Gelenk zielen und es womöglich schon unten etwas eröffnen. Dann vollendet man die Auslösung des Brustbeins aus dem Gelenk, indem man die Gelenkknöpfe der Schlüsselbeine von seitlich und unten mit der Spitze des Messers umschneidet. Vorher darf auch die Art. und Vena mammaria nicht angeschnitten sein, da sonst unversehens Blut in die Brusthöhlen fließen kann, was den ursprünglichen Befund an der Brusthöhle trübt.

Wenn, was sehr häufig der Fall ist, eine bakteriologische Blutuntersuchung nötig ist, so wird bei emporgehobenem, aber noch nicht ausgeschnittenem Brustbein der Herzbeutel so eröffnet, daß keine Verunreinigung seines Inhalts erfolgt. Sodann werden Blutproben aus dem rechten und linken Herzen durch Spritzen oder angesaugte Glaskanülen entnommen, wenn erforderlich, unter vorherigem Abglühen der anzustechenden Stellen.

Die Öffnung der Sternoclaviculargelenke von oben nach der Vorschrift anderer Sektionstechniken ist, besonders durch den Ungeübten, unzweckmäßig, weil zu leicht die benachbarten großen Venen verletzt werden. Es muß aber unbedingt das Hineinlaufen von Blut in die Brustfellräume vermieden werden, solange deren vorhandener Inhalt nicht nachgesehen ist.

Situs der Brusteingeweide.

Der Obduzent beurteilt jetzt die Lage von Herz und Lungen. Mit der Eröffnung des Thorax und der so erfolgten Beseitigung des negativen Drucks in dem Pleuraspalt sinken die Lungen zusammen (physiologischer Kollaps). Dabei war Luft durch den Schnitt in die Pleura costalis mit einem besonderen Geräusch eingedrungen; darauf hat man zu achten.

Besteht Verdacht auf Pneumothorax, so müssen die Pleurahöhlen unter Wasser eröffnet werden. Hierzu stellt man aus den vom Brustkorb abgetrennten Weichteilen seitlich über der Brustwand eine kleine Nische her, die man mit Wasser füllt; unter dem Wasserspiegel wird dann ein Zwischenrippenraum angestochen. Ist Pneumothorax vorhanden, so gurgeln Luftblasen durch das Wasser empor; man wiederholt die Probe an verschiedenen Stellen. Aus lufthaltigen Lungenteilen, die wegen ihrer Verwachsung an der Brustwand dabei angestochen werden können, steigen nur kleine Luftbläschen empor.

Besichtigung der Brustfellräume.

Die Stellung der Lungenränder zum Herzbeutel ist nach Öffnung des Brustkorbes zuerst zu beachten. Sodann versucht man die linke, dann die rechte Lunge aus dem Brustraum zu heben. Ist dies wegen Verwachsungen der Pleurablätter unmöglich, so müssen die Verwachsungen stumpf oder scharf gelöst werden. Letzteres wird nicht zu umgehen sein, wenn derbe Schwarten vorliegen, und man tut dann gut, so tief auf· die Brustwand von innen einzuschneiden, daß man die Pleura costalis mit herausschälen kann. Lassen sich aber die Lungen aus der Brusthöhle herausheben, so überblickt man auch leicht, ob Ergüsse oder Formveränderungen (etwa der Rippen, der Wirbelsäule oder der Gebilde des hinteren Mittelfells, Speiseröhre, Aorta) vorhanden sind. Ergüsse werden ausgeschöpft und gemessen. Dazu dienen entweder Schöpflöffel mit bekanntem Fassungsvermögen (50 ccm, 100 ccm) oder, wenn man den Inhalt aufzufangen wünscht, gläserne Meßzylinder, in welche man den Erguß möglichst vollständig sammelt.

In gewissen Fällen (so bei allgemeiner Tuberkulose, bei Krebsen der Bauchhöhlenorgane) ist es nötig, in situ den Ductus thoracicus freizulegen. Dies geschieht, indem man die rechte Lunge ganz nach vorn „luxiert" und ihn mit einem spitzen Messer in seinem Lager rechts vor der Brustwirbelsäule in möglichst großer Ausdehnung aus seiner Nachbarschaft zwischen Aorta und Vena azygos (= Vena thoracica longit. dextra) klarstellt.

Untersuchung des vorderen Mediastinums und des Herzbeutels.

Jetzt läßt man die Lungen vorläufig in den Pleuraraum wieder zurücksinken. Für gewöhnlich wird die Besichtigung der Brustfellräume also erledigt, bevor man an die Öffnung des Herzbeutels und des Herzens herangeht. Liegt aber Verdacht auf Embolie der Lungenarterien vor, dann ist die Lösung von Lungenverwachsungen und das Herausheben der Lungen vor der Öffnung des Herzens und der Art. pulmonalis in situ zu vermeiden, weil durch die künstliche Veränderung der Lage der Lunge auch die Blutpfröpfe verschoben werden können.

Unter gewöhnlichen Umständen geht man jetzt mit Hakenpinzette und mittlerer Schere an den Herzbeutel heran und löst von ihm, wenn vorhanden, die Thymusdrüse scharf ab; sie wird bis zur Halsgrube (Jugulum) herausgesetzt und bis zu ihren oberen Zipfeln verfolgt, dann nach Belieben vorläufig an den Halsorganen belassen oder gleich abgeschnitten und gewogen.

Man erfaßt nun mit der Pinzette das äußere Herzbeutelblatt mitten über dem Herzen und schneidet es kopfwärts an und bis zur oberen Umschlagstelle an den großen Gefäßen auf; den Herzbeutelschnitt verlängert man nach unten links bis über die Herzspitze, nach unten rechts bis zum Ansatz des Herzbeutels am Zwerchfell. Es entsteht so ein genügend ausgiebiger Schnitt von der Gestalt eines umgekehrten Ypsilons, welcher es ermöglicht, Lage, Größe und Form des Herzens sowie einen etwaigen krankhaften weiteren Inhalt des Herzbeutels zu beurteilen. Ein solcher Inhalt würde dann unter vorsichtigem Emporheben des Herzens ausgeschöpft werden.

Bestehen strangförmige oder allgemeine Verwachsungen der Herzbeutelblätter, so müssen diese wie am Lungenfell gelöst werden. Geht dies nicht, so ist meist eine Abweichung von der folgenden Technik nötig, indem dann die Brusteingeweide im Zusammenhang (mit oder ohne Halsorgane) herausgenommen werden müssen, samt einem Stück Zwerchfell.

Die Eröffnung des Herzens in situ.

Das Herz wird nun mit der linken Hand auf seine Totenstarre geprüft und an der Wurzel von oben so umgriffen, daß es festliegt. Die rechte Hand zieht das lange Messer quer zur Längsachse des Herzens so durch die Vorderseite der Kammern, von der linken – stumpfen – Kante bis zur schärferen Außenkante des rechten Ventrikels, daß das Herz in mittlerer Höhe zwischen Herzspitze und Kranzfurche eröffnet wird (Abb. 5, 1). (Sog. „erster Ventrikelschnitt".) Ein Teil der äußeren Kammermuskulatur und der Kammerscheidewand, ihre Dicke und die Weite der Kammer, vor allem aber das Verhältnis der beiden letzteren lassen sich jetzt sofort beurteilen; auch ein Teil des Inhalts ist schon sichtbar; flüssiges Blut fließt leicht ab.

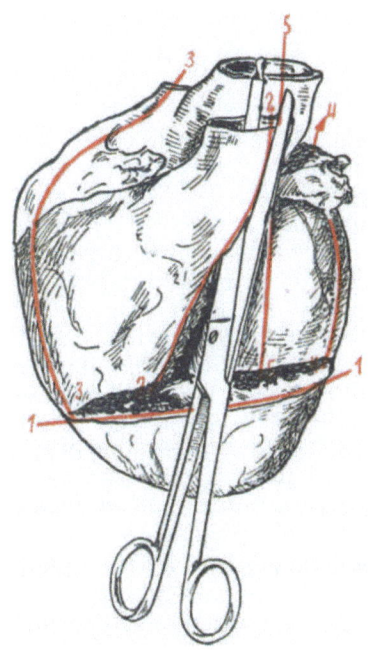

Abb. 5.

Herzschnitte: 1. Ventrikelschnitt. 2. Pulmonalisschnitt. 3. Kantenschnitt am rechten Herzen (Tricuspidalis). 4. Kantenschnitt am linken Herzen (Mitralis). 5. Aortenschnitt.

Jetzt ergreift die linke Hand die halb abgeschnittene Herzspitze und spannt das Herz damit nach unten zu etwas an. Die rechte Hand führt den Knopf der Knopfschere entlang der Kammerscheidewand in die Lungenschlagader (Art. pulmonalis) und schneidet diese bis in den linken Hauptast, d. h. bis in die linke Lungenwurzel hinein, auf. Ohne die linke Hand vom Fleck zu rühren, legt die rechte Hand die Schere zur Seite und fischt mit den Fingern den festen Inhalt aus dem Conus pulmonalis und dem Stamm der Lungenschlagader. Die so entnommenen Blutgerinnsel werden auf ihre Natur, ob Leichengerinnsel (Cruor, Speckhaut) oder Blutpfröpfe (Thromben, Embolien) geprüft. Unter Umständen ist es nötig, noch mit Finger oder Pinzette aus der rechten Lungenschlagader die etwaigen Gerinnselmassen herauszuholen. Ein Aufschneiden derselben in situ ist dagegen im allgemeinen zu vermeiden, da dies ohne Verletzung der Aorta nicht möglich ist.

Herausnahme der Lungen und des Herzens.

Die linke Lunge wird so aus dem Brustkorb herausgehoben, daß sie außen auf diesen mit angespanntem Hilus zu liegen kommt. In dieser Lage wird sie mit der linken Hand festgehalten. Mit dem Knorpelmesser, das senkrecht bis zum Heft über der Lungenwurzel eingeführt wird, wird diese glatt, womöglich mit einem Zug, dicht neben dem Herzbeutel durchschnitten und die Lunge beiseitegelegt. Es muß sofort auf den Inhalt der Bronchien und der Blutgefäße geachtet werden. Dasselbe geschieht mit der rechten Lunge.

Jetzt faßt die linke Hand mit zwei Fingern in die geöffnete rechte und linke Herzkammerspitze und hebt das Herz aus dem Brustkorb gerade in die Höhe. Seine Hinterfläche wird hierdurch sichtbar und die untere Hohlvene angespannt. Sie wird dicht über ihrer Durchtrittsstelle durch das Zwerchfell glatt mit dem langen Parenchymmesser durchtrennt. Sobald dies geschehen, kann das Herz noch höher gehoben und an seiner Wurzel weiter angespannt werden. In ihrem Bereich werden nun, möglichst genau wieder an den Eintritts- bzw. Austrittsstellen am Herzbeutel die übrigen Blutgefäße, nämlich Lungenvenen, obere Hohlvene, Aorta und Pulmonalis mit horizontal gehaltener Messerklinge durchgeschnitten. Man soll erreichen, daß der Herzbeutel glatt ausgeräumt wird und möglichst auf den Millimeter genau immer gleiche Strecken der großen Gefäßstämme am Herzen verbleiben, weil sonst die

Wägung des Herzens, die nur im Vergleich mit anderen in gleicher Weise gewonnenen Herzen einen Sinn hat, wertlos wäre.

Sektion des Herzens.

Das Herz wird von allen Seiten betrachtet, die Beschaffenheit des Epikards und seines Fettlagers beurteilt, dann wird es so auf den Organtisch gelegt, daß die Vorderfläche nach oben sieht und somit die Herzohren auch nach oben gerichtet sind. Die Reihenfolge der aufzusuchenden „Herzostien" (Klappen) ist: Pulmonalis, Tricuspidalis, Mitralis, Aorta.

An der Pulmonalis überzeugt man sich nochmals, daß sie richtig und vollständig in situ eröffnet worden ist. Die Klappen derselben (Ostium arter. dextr.) werden besichtigt, die Muskelwand der rechten Kammer, besonders in der Ausflußbahn (Conus pulmonalis) und im Bereich der Spitze, besonders auch auf die gute Begrenzung gegen das Herzbeutelfett geprüft.

Jetzt führt man die Knopfschere von dem ersten Herzschnitt aus entlang der Kante des rechten Herzens durch die Tricuspidalis in den rechten Vorhof, setzt den Schnitt durch dessen seitliche Wand hinauf fort und eröffnet die obere Hohlvene (der Stumpf der vorher durchtrennten unteren Hohlvene braucht nicht aufgeschnitten zu werden) (Abb. 5, 3, S. 11 u. 6).

Nun legt man die Schere in das andere Ende des ersten Herzschnittes und geht von hier aus an der stumpfen Außenkante der linken Kammer hinter dem linken Herzohr durch die Mitralis (Ost. ven. sin.) in den Vorhof; die Schere kommt zu einer Lungenvene heraus. Häufig verfängt sich die Schere, besonders bei stark zusammengezogener linker Kammer und Verlegung der Mitralöffnung durch Gerinnsel; dann tut man besser, die zweizipfelige Klappe (Mitralis, Bicuspidalis) umgekehrt von einer Lungenvene herab aufzuschneiden und den Schnitt am Ende des „1. Ventrikelschnitts" endigen zu lassen.

Den jetzt noch übrigbleibenden Klappenring der Aorta (Ost. art. sin.) eröffnet man, indem die Schere bei sorgfältig beachteter Herstellung der Ausgangslage des Herzens (Herzspitze zum Obduzenten, Herzohren nach oben gerichtet) in die linke Kammer und an die Kammerscheidewand angelegt wird. Die Aufgabe ist, die Aorta ohne Verletzung der Pulmonalklappen und der Mitralis aufzuschneiden. Die linke Hand faßt dazu die Pulmonalis über den Klappen und sichert sie damit vor dem Zerschneiden. Der Anfänger überzeugt sich durch Einblick in die Aorta von oben, daß der Knopf der Schere in der Aorta ist. Dann schneidet man zwischen Pulmonaliswurzel und linkem Herzohr die Aorta auf (meist überschneidet dabei die Schere noch den letzten Teil des Pulmonalisstammes).

Die Herzsektion wird dem Anfänger dadurch erleichtert, daß er darauf sorgfältig achtet, daß bei den Schnitten in die arteriellen Ostien die Schere der Kammerscheidewand anliegt und daß sie bei der Öffnung der venösen Ostien den seitlichen Kanten des Herzens entlang geführt wird.

Nun werden die Herzhöhlen ausgeräumt, auch unter Berücksichtigung der Herzohren und der Ventrikelspitzen; dabei werden die Leichengerinnsel sorgfältig von den Klappen abgezogen. Das Foramen ovale (Fossa ovalis) wird auf seine Durchgängigkeit geprüft.

Mit der kleinen Schere werden die Hauptäste der Kranzarterien aufgeschnitten (nicht mit Hilfe der Sonde!). Zuerst der absteigende Ast der linken, dann ihr horizontaler Ast unterhalb des linken Herzohres. Die rechte Coronararterie wird dicht unterhalb ihrer Abgangsstelle aus der Aorta unter Wenden des Herzens aufgesucht, um nicht die Aorta durchschneiden zu müssen.

Den Schluß der Herzsektion bilden die Einschnitte in den Herzmuskel; besonders das Myokard der linken Kammer wird auf möglichst großen, zwischen Epi- und Endokard liegenden Übersichtsschnitten untersucht; dabei werden diese so angelegt, daß die ursprüngliche Form erhalten bleibt oder wenigstens durch Zusammenklappen der Schnitte wiederhergestellt werden kann. Auch der obere und untere Teil der Kammerscheidewand und, wenn angezeigt, das Hissche Bündel werden eingeschnitten.

Sektion der Lungen.

Man gewöhne sich an, immer mit derselben Lunge, z. B. der rechten (dreilappigen!) zu beginnen. Zuerst wird die Pleura beurteilt, dabei ist es nötig, wenn das Organ durch Wasser oder Erguß befeuchtet war, dieses mit dem Messer abzustreifen[1]. Auch die Gebilde der durchschnittenen Lungenwurzel werden vor der Sektion der Lunge einer nochmaligen Besichtigung unterzogen, besonders der Inhalt der Bronchien, unter Umständen unter leichtem Druck auf das umgebende Gewebe beachtet.

---

[1] Die Organe sollen vor und während der Sektion möglichst wenig abgespült werden. Um so fleißiger sollen Hände und Handschuhe mit Wasser saubergehalten werden!

Sektion der Lungen.

Bei der Schnittführung durch die Lungen hat man sich an zwei Dinge zu halten: jeder Lappen soll in seiner größten Ausdehnung angeschnitten werden; weiter sollen sowohl diese wie etwaige weitere Schnitte sich nach den von außen sichtbaren Veränderungen des Lungengewebes richten. Dies ist bei herdförmigen Prozessen selbstverständlich neben den großen ersten Übersichtsschnitten nötig.

Es wird also der rechte Oberlappen von der Spitze bis zur untersten medialen Kante und der rechte Mittellappen von hinten nach vorn mit dem langen Messer je in einem Zuge so tief eingeschnitten, daß man bis in die Nähe der Wurzel, also bis zu den größeren Bronchien und Blutgefäßen durchdringt. Dabei hält die linke Hand das Organ ohne zu starke Pressung fest. Jede Schnittfläche wird sofort in der Weise geprüft, daß man mit dem Messer über sie hinwegstreift, um den Luft-, Blut- und Saftgehalt jeder einzelnen Stelle zu prüfen. Jede noch nicht freigelegte tastbare oder sichtbare Verdichtung, Verfärbung oder Erweichung wird sofort durch neue Schnitte freigelegt.

Der größte Schnitt, der sich durch den Unterlappen legen läßt und dabei die Wurzelgebiete des Lappens sinngemäß eröffnet, ist ein von der paravertebralen Rundung des Lappens ausgehender Schnitt. Dazu wendet man die Lunge so, daß ihre ganze Hinterfläche mit der Paravertebrallinie nach oben sieht. Da in dieser Gegend auch im Oberlappen häufig noch besondere (auf dem ersten Schnitt nicht zum Vorschein gekommene) Veränderungen sitzen, so legt man zweckmäßigerweise einen Hauptschnitt gleichzeitig durch die gesamten hinteren Abschnitte des Ober- und Unterlappens; dazu hält man die Lunge so fest, daß man, weit ausholend und mit einem gewissen, nicht zu starken Druck beide Lappen mit einem Zuge von der Spitze bis zur Basis tief anschneidet.

In derselben Weise verfährt man mit der linken Lunge. Sodann unterzieht man die Lymphknoten der Lungenwurzeln mit dem Messer einer genauen Durchsicht, legt das letztere beiseite und eröffnet mit der mittleren Schere teils von dem Hilus aus, teils von den angelegten Schnittflächen aus die Bronchien und Blutgefäße. Mit einiger Übung gelingt es, diese Röhren bis in feinere Verzweigungen zu verfolgen; die Kunst ist, das eine Blatt der Schere während des Schneidens immer in der Lichtung fortzuführen und dabei das Organ so zu halten, daß man immer geradeaus weiterfährt.

Herausnahme der Halsorgane.

Das nächste Ziel ist, die Eingeweide des Halses samt ihren Fortsetzungen in die Brusthöhle (Luftröhre, Speiseröhre) im Zusammenhang herauszunehmen.

Dazu ist ein vorbereitender Schnitt nötig, welcher den Rest der noch vorhandenen Brusteingeweide vom Zwerchfell trennt: die Durchschneidung von Brustaorta und Speiseröhre dicht oberhalb ihres Durchtritts durch das Zwerchfell. Zu diesem Zwecke schneidet man mit dem Knorpelmesser die Herzbeutelblätter vom Centrum tendineum des Zwerchfells ab, umgreift die Körperschlagader und die Speiseröhre und durchtrennt sie mit einem queren, bis auf die Wirbelsäule durchgehenden Schnitte (dies wird aber selbstverständlich unterlassen, wenn in diesem Bereich krankhafte Veränderungen sicht- oder tastbar sind, welche die Erhaltung des Zusammenhanges mit den Organen der Bauchhöhle erfordern). Dann erst macht man sich an die Freilegung der oberen Halsorgane. Von dem ersten unserer Sektionsschnitte über den Schlüsselbeinen aus löst man die Haut nach oben und unterminiert sie so weit, daß schließlich von einem zum anderen Kieferwinkel das ganze Unterhautzellgewebe seitlich der Gland. submandibularis durchtrennt ist (die Halshaut darf dabei nirgends verletzt werden).

Nun wird die Zunge in der Weise umschnitten, daß das spitze Messer vor der Zungenspitze bis in die freie Mundhöhle vorgestoßen wird. Dann wird von da aus zuerst nach dem einen Kieferwinkel zu, dann umkehrend zum anderen Kieferwinkel immer entlang der Innenfläche des Unterkiefers mit fiedelnden Schnitten der Mundboden durchtrennt, das Messer wird herausgezogen, die Zunge mit der linken Hand nach unten geschlagen, fest gefaßt und angespannt.

Jetzt wird das Messer über dem Zungenrücken wieder eingeführt und mit der Messerspitze der harte Gaumen von vorn nach hinten abgetastet; an der Grenze von hartem zu weichem Gaumen wird das Messer bis in die Nasenrachenhöhle eingestoßen und, so wie vorher die Zunge, so jetzt der weiche Gaumen samt Zäpfchen mit kleinen sägenden Schnitten im Bogen vom harten Gaumen abgetrennt. Dabei ist das Messer so weit seitlich zu führen, daß die Gaumenmandeln mit herauskommen.

Ohne das Messer zurückzuziehen, wird es möglichst hoch und möglichst quer an der hinteren Rachenwand angesetzt und unter fortwährendem Zug mit der linken Hand an der festgehaltenen Zunge wird Rachen und Hypopharynx von der Halswirbelsäule abgelöst; hierbei sollen auch die großen Blutgefäße (Carotiden, Jugularis) möglichst gegen die Schädelbasis zu durchtrennt und die hohen Lymphknotengruppen (Gland. cervicales = Lymphonodi cervicales profundi craniales) mit herauskommen, kurz es soll der Halsraum bis auf Haut und Nackenmuskulatur gründlich ausgeweidet werden.

Wenn unter fortwährendem Zug mit der linken Hand die Halsorgane bis zur oberen Brustkorböffnung ausgelöst sind, räumt man unter Durchtrennung der großen Blutgefäße die Oberschlüsselbeingruben (Art. und Ven. subclaviae) aus, wobei man das Messer unter den Schlüsselbeinen entlang den Innenkanten der 1. Rippe so weit als möglich seitlich führt und im Bogen dann die Schneide gegen die Wirbelsäule richtet, so daß wieder möglichst große Gefäßstrecken und die gesamten Lymphknoten dieser Gegend mit herauskommen. Sodann folgen gewöhnlich nach einigen weiteren quer zur Brustwirbelsäule gerichteten Schnitten die Aorta und die Speiseröhre dem Zug der linken Hand.

Sektion der Halsorgane.

Die aus der Leiche herausgenommenen Halsorgane werden so auf den Tisch gelegt, daß die Zungenspitze gegen den Obduzenten gerichtet ist und die Speiseröhre nach oben liegt.

Es werden nun zuerst alle daran befindlichen Hohlorgane mit der Knopfschere eröffnet, nämlich nacheinander die Speiseröhre, die Luftröhre, die Aorta samt ihren Ästen. Vor der Speiseröhre wird noch der Gaumenbogen links neben dem Zäpfchen durchtrennt, die Speiseröhre an ihrer Hinterwand, der Kehlkopf mit dem nichtgeknöpften Blatt der Schere) in der hinteren Mittellinie zwischen den Stimmbändern und die Luftröhre ebenfalls im hinteren Umkreis, d. h. in ihrem häutigen Teil unter möglichster Schonung der Speiseröhre, die nach rechts (vom Beschauer aus nach links!) auf die Seite gezogen und in ihrem untersten Teil durch ein paar Scherenschnitte nach oben umgeklappt wird, damit der Luftröhrenschnitt in beide Bronchien fortgesetzt werden kann. Dann wird das Präparat so herumgedreht, daß die Knopfschere in die aufsteigende Aorta eingeführt und diese über den linken Bronchus hinweg durch den Bogen hindurch bis zum Zwerchfellstück der absteigenden Brustaorta aufgeschnitten werden kann; Schnitte in die Aa. subclaviae und in die Carotiden, dann in die Hauptäste der Vena cava sup. (Vena cava cranialis) vervollständigen die Nachschau dieses Teils des Gefäßsystems.

Mit dem Messer bringt man nun Längsschnitte durch beide Gaumenmandeln bis ins peritonsilläre Gewebe hinein an, dann durch die Zungenwurzel im Bereich des For. caecum, sodann präpariert man mit Schere und Pinzette die Schilddrüse von vorn frei und schneidet beide stieligen Schilddrüsenlappen mit dem größtmöglichen Schnitt an, indem die Halsorgane von der anderen Seite her unterfaßt werden.

(Die Berücksichtigung der Epithelkörperchen [Glandulae parathyreoideae] erfordert ihre sorgfältige anatomische Präparation vor der Bearbeitung der übrigen Halsorgane.)

Schließlich werden noch die unteren Mundspeicheldrüsen (Sublingualis und Submandibularis) sowie möglichst zahlreiche Lymphknoten des Halses, vor allem aber die tracheobronchialen und „Bifurkationsdrüsen" in der Gabelung der Luftröhre ausgiebig angeschnitten.

Eine Besichtigung der Hals- und Brustwirbelsäule und eine etwa noch nötige solche der Nackenmuskulatur und des Sympathicus beschließt die Brustsektion.

Sektion der Baucheingeweide.

Der leitende Gedanke bei der „Sektion der Bauchhöhle" ist wieder der, die in Systemen vereinigten Organe nicht voneinander zu trennen, ohne daß die Stellen ihrer Zusammenhänge in natürlicher Lage nachgesehen sind, also Milz und Vena bzw. Art. lienalis, Leber mit Leberpforte und Duodenum, Nieren mit Harnleiter und Blase usw.; gleichzeitig soll der Inhalt der Bauchhöhle schichtweise abgetragen werden, also die zu hinterst und unterst liegenden Organe kommen zuletzt.

Man beginnt mit den Organen des Pfortadersystems, dann folgen die der unteren Hohlvene angeschlossenen Organe.

Unser erstes Ziel ist die Milz. Der Weg zu ihr führt über den Milzhilus, also hinter den Magen. Wir schaffen uns zuerst Platz, um die Nachbarorgane etwas verlagern zu können. Zu diesem Behufe durchtrennen wir das Zwerchfell durch tiefe sagittale Schnitte rechts und links vom Aufhängeband der Leber. Dann wird der Magen an der großen Curvatur vom Netz abgetrennt, dieses dabei besichtigt und der Magen hinaufgeschlagen. Nun liegt das Pankreas frei, und da es in natürlicher Lage gut fixiert ist, so spalten wir es mit dem Messer gleich vom Schwanz bis zum Kopf. Hierbei ist auf die Beschaffenheit der Art. und Vena lienalis zu achten. Nun wird die Milz mit der linken Hand umgriffen, im Falle von Verwachsungen möglichst stumpf gelöst und herausgehoben; dann werden dicht an ihrer Wurzel ihre Gefäße durchschnitten. Dabei wird auf ihren Inhalt geachtet.

Die Milz wird mit dem Hilus auf den Tisch gelegt und von der Oberfläche her durch einen größtmöglichen Schnitt mit dem langen Messer fast durchhalbiert.

Jetzt werden die Aufhängebänder der Leber, zuerst das Lig. falciforme (suspensorium = Mesohepaticum ventrale), dann das Lig. coronarium knapp am Organ mit der mittleren Schere durchtrennt. Dabei ergreift die linke Hand den linken Lappen und, wenn dieser vom Zwerchfell ab- und die untere Hohlvene durchgetrennt ist, den rechten, drängt ihn nach unten und spreizt die Befestigungen der Leber stark; an der Hinterfläche des rechten Lappens ist Vorsicht wegen guter Erhaltung des Lobus caudatus und der rechten Nebenniere nötig. Es darf außer dem Stiel der Leber, d. h. den in der Leberpforte vereinigten Hohlorganen (Pfortader, Gallengang, Leberarterie) nichts stehenbleiben.

Nun läßt sich die Leber so in die Höhe klappen, daß die Unterfläche mit der Gallenblase fast nach oben sieht. Dann gelingt es meist leicht, mit den Zeigefingern beider Hände den Zwölffingerdarm vom rechten Colonknie stumpf freizumachen und ihn etwas aus seinem Lager bis zum Durchtritt unter der Gekrösewurzel auszulösen.

Sodann faßt man eine nach der letzteren zu gelegene Falte der Vorderwand des Zwölffingerdarms mit der Hakenpinzette und schneidet sie von hier aus magenwärts auf. Braucht der Inhalt (welcher gallehaltig sein soll) nicht aufgefangen zu werden, so kann man mit dem Schnitt gleich fortfahren, durch die vordere Mitte des Magenpförtchens (Pylorus) und durch die vordere Magenwand zwischen großer und kleiner Curvatur des Magens bis in den Magensack (Fundus). Man soll jeweils nur so weit aufschneiden, daß kein Mageninhalt in die Bauchhöhle ausläuft. Um dies zu vermeiden, wird, sobald der Magenschnitt ausreicht, der Inhalt ausgeschöpft. Der Magen wird dann mit den Händen ausgebreitet und vorläufig (ohne Ausspülen) besichtigt.

Wenn Galle im Zwölffingerdarm oder Magen war, ist damit schon die Durchgängigkeit des großen Gallengangs erwiesen. Ist sie zweifelhaft, so muß sie durch sanftes Ausstreichen des Ductus choledochus gegen die Papilla Vateri eigens geprüft werden; außerdem kann es nötig sein, vom Duodenum aus den Choledochus zu sondieren oder mit einer kleinen Schere aufzuschneiden. Dies ist auch dann vorzunehmen, wenn sich Verdacht auf Veränderungen der Gallenblase ergibt, damit vom Choledochus aus der Ductus cysticus in situ nachgesehen wird. Durch Druck auf die Gallenblase läßt sich auch Blasengalle bis ins Duodenum pressen. Seltener besteht eine Veranlassung, die Ductus hepatici schon jetzt zu eröffnen oder die Speichelgänge des Pankreas vom Duodenum aus zu verfolgen. In manchen Fällen macht es sich nötig, Pfortader und Art. hepatica freizulegen und zu eröffnen.

Erst wenn alles dies beachtet ist, darf die Leber für sich herausgenommen werden. Zu diesem Behufe umgreift man mit dem linken Zeigefinger die ganze Leberpforte von links her, hebt sie etwas an und schiebt das Knopfblatt der Knopfschere von rechts her darunter hindurch, dem Zeigefinger weit entgegen, damit man mit einem Schnitt glatt die ganze Verbindung zwischen Leber und Darm (das Lig. hepatoduodenale) durchtrennt.

Sektion der Leber.

Obwohl die Leber das größte drüsige Organ ist, benötigen wir meistens nur wenige Schnitte, um ein Urteil über seine Beschaffenheit zu gewinnen. Wir begnügen uns nach einem Überblick über die Leberkapsel oft mit einem einzigen, quer durch beide Lappen mit dem langen Messer durchgelegten Schnitt oder schneiden den rechten und den linken Lappen, jeden für sich, mit einem von oben nach unten gehenden Schnitt tief an.

Dann wird die Leber umgewendet, so daß die Unterfläche nach oben sieht, und über dem Rand des Organtisches die Gallenblase mit der Schere aufgeschnitten oder mit dem Messer aufgeschlitzt. Man kann dabei die Galle und etwaigen krankhaften Inhalt in einem untergehaltenen Schöpflöffel auffangen und auf ihre Beschaffenheit prüfen.

Wenn die Sachlage es erfordert, werden dann noch Ductus cysticus, die Ductus hepatici und die Pfortaderäste, gegebenenfalls auch noch die Leberarterie und die Lebervenen in die Leber hinein verfolgt. Die portalen Lymphknoten müssen angeschnitten werden.

Herausnahme des Magen-Darmkanals.

Man umgreift den Blinddarm samt Wurmfortsatz fest mit der linken oder rechten Hand und reißt ihn genau in die Richtung des Kinns der Leiche in einem Zug nach oben. Auf diese Weise löst sich der aufsteigende Dickdarm vom rechten Nierenlager, ohne daß die Niere mitgerissen wird. Geht es wegen Verwachsungen nicht leicht und glatt, so hilft man mit dem Messer nach. Dann läßt man den abgezogenen Darmteil nach rechts aus der Bauchhöhle heraushängen und packt den beweglichen Dünndarm hinzu, um die Gegend des absteigenden Dickdarms ganz frei zu bekommen. Man faßt die Flexura sigmoidea (Flexura sacralis) an ihrem Übergang zum Mastdarm, also in Höhe des Beckeneingangs, mit der linken Hand, streift die Lichtung etwas aus und schneidet sie an der so kotfrei gemachten Stelle mit dem Messer durch, wobei die gefaßte Schlinge mit den Fingern abgeklemmt wird; so kann keine Verschmutzung der Bauchhöhle eintreten. Dann durchschneidet man das Gekröse der S-förmigen Schlinge bis zu deren Abgang aus dem Colon descendens und präpariert, immer den Darm von neuem anspannend, das Colon von der hinteren Bauchwand ab. Es wird dann nach links aus der Bauchhöhle hinausgelegt. Eine Verletzung der linken Nebenniere muß vermieden werden. Nun ergreift die linke Hand den Schwanz der Bauchspeicheldrüse, sodann nachgreifend nach deren scharfer Ablösung die Gekrösewurzel und spannt sie nach oben. Hierbei wird die Flexura duodenojejunalis sichtbar; sie wird nach oben mit einigen kleinen Messerschnitten von ihrer Unterlage abgelöst, mit ergriffen und nun die gesamte Gekrösewurzel (Radix mesenterii) knapp vor der Aorta durchtrennt; man sieht dann die Stümpfe der Art. coeliaca und Art. mes. superior (cranialis). Zieht die linke Hand jetzt das nachgebende Magen-Darmpaket noch weiter nach oben, so erscheint als letzte zu durchtrennende Verbindung die Kardia des Magens im Hiatus oesophagei (Foramen oesophagicum). Sie wird aus diesem herausgezogen und vom Zwerchfell abgeschnitten. Das ganze Paket wird vorläufig neben die Leiche gelegt und die Sektion des Darms bis zum Ende der ganzen Leichenöffnung verschoben.

Sektion der Harnorgane.

Die Nieren dürfen erst herausgenommen werden, wenn man sich von der Unversehrtheit ihrer Verbindungswege mit den unteren Harnorganen, also zum mindesten der Ureteren, überzeugt hat. Bei Verdacht auf Entzündungen der Harnwege wird man mit der Eröffnung der Harnblase in situ beginnen, ihren Inhalt prüfen, auch etwas sammeln und ihre Weite und Schleimhautbeschaffenheit beurteilen.

Auf alle Fälle werden vor der Entfernung der Nieren die Ureteren auf eine größere Strecke mit Pinzette und Messer freigelegt (dies ist außer aus obigen Gründen auch wegen der häufigen Abnormitäten nötig).

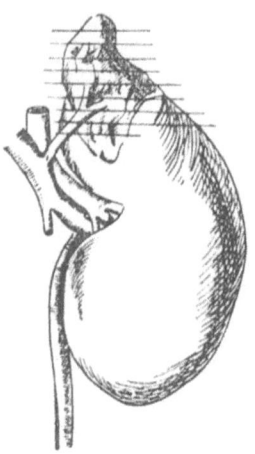

Abb. 6.

Dann wird die Niere so mit der linken Hand nach vorn gedrängt, daß die rechte das Nierenlager mit einem leicht bogenförmigen langen Schnitt außen umschneiden kann, bis die nach der Mitte abgedrängte Niere samt Fettlager und eingeschlossener Nebenniere nunmehr an einem Stiel hängt, der aus den Gefäßen der Nierenwurzel und dem Harnleiter besteht. War an letzteren nichts los, so wird er samt den Gefäßen abgeschnitten; war der Ureter aber verändert oder liegt sonst ein Grund für die Belassung des Zusammenhangs zwischen Niere und unteren Harnwegen vor, so werden nur die Nierenarterie und -vene durchschnitten, der Ureter aber geschont.

Man beginnt die Sektion jetzt mit Einschnitten in die Nebenniere. Der Ungeübte wird gut tun, sie erst in dem Fett des oberen Nierenpols freizulegen, der Geübte spart sich diese Präparation und legt die nötigen Schnitte durch das umhüllende Fettgewebe hindurch an. Sie müssen so angebracht werden, daß sie die Nebenniere in kleine Scheiben quer zur Längsachse (Abb. 6) zerlegen; eine größere Zahl von Schnitten ist bei diesem kleinen Organ nötig, weil die Marksubstanz in wechselnder Menge vorhanden ist und das Verhältnis von Mark und Rinde neben deren sonstiger Beschaffenheit zu beurteilen ist. Bei der Ausführung der Parallelschnitte muß die Niere als Unterlage für die Nebenniere so gehalten werden, daß die über den Nierenpol hängende Nebenniere nicht ausweichen kann.

Nun wird die Niere mit der linken Hand von der Wurzel aus umgriffen und mit dem langen Messer gleichzeitig Fettkapsel, Faserkapsel und Niere selbst bis ins Nierenbecken hinein halbiert. Mit einiger Übung trifft man das letztere recht gut. Ist es nicht oder unvollständig getroffen, so wird es mit

Messer oder Schere aufgesucht und ganz eröffnet; dabei kann man auch gleich die Schere bis in den Ureter vordringen lassen. Jetzt erst schält man mit Finger oder Hakenpinzette die Faser- und Fettkapsel von der Nierenoberfläche; am besten faßt man etwas vom Rindengewebe mit, um sicher gleich die ganze Kapsel abziehen zu können. Scharf an der Wurzel wird dann die Niere abgeschnitten, um das möglichst reine Parenchymgewicht bei der Wägung zu erhalten. Während dieser Vornahmen hat man aber jeweils sofort Form, Größe, Farbe, Festigkeit, Schnitt- und Oberfläche der Niere zu beurteilen gehabt.

Sektion der Beckenorgane.

Handelt es sich um eine männliche Leiche, so werden jetzt zuerst die Hoden untersucht. Da der unmittelbarste Weg zu ihnen — Einschneiden durch den Hodensack — nicht angängig ist, so müssen sie aus letzterem vermittels des Samenstranges von dessen Austritt aus dem Leistenkanal her herausgezogen werden. Dazu unterminiert man den an der Schamfuge endigenden Hautschnitt (s. S. 6) nach der Seite und legt den Samenstrang frei. Die herausgezogenen Hoden werden durch ihre Hülle hindurch unter Spannung der letzteren bis in das Rete testis und den Nebenhoden hinein halbiert oder der letztere für sich längs angeschnitten. Die Tunica vaginalis (das Periorchium) wird jedenfalls auseinandergeschlagen und der Hoden samt Nebenhoden auch von außen betrachtet. Dann läßt man beide Hoden vorläufig hängen.

Die Herausnahme der Beckenorgane gestaltet sich, falls die äußere Scham nicht einbezogen werden soll, bei Mann und Weib gleich: Die Harnblase, eröffnet (s. oben) oder uneröffnet, wird stumpf von dem knöchernen Beckenring abgelöst; man beginnt damit vorn am Schambein und arbeitet sich mit der Hand zwischen die Weichteile und das knöcherne Becken; das Beckenzellgewebe wird ringsherum, auch am Kreuzbein, wo man hebelnde Bewegungen anwenden muß, um den Mastdarm loszubekommen, bis auf den Beckenknochen durchgerissen. Schließlich hält man die ganzen Eingeweide des kleinen Beckens wie an einem Stiel mit der linken Hand umfaßt; beim Mann besteht dieser Stiel aus Harnblase, Harnröhre und Mastdarm, beim Weibe aus Harnblase samt Harnröhre, Scheide und Mastdarm; er wird mit einem festen Messer, dicht hinter der Symphyse angesetzt, vom Beckenboden abgeschnitten. Man hat die Wahl, ob man letzteren schonen oder samt einem Stück

Damm herausnehmen soll. Jedenfalls soll die Prostata und ein kurzes Stück der Pars membranacea der Harnröhre und der Afterring mit gewonnen werden, beim Weibe eine möglichst lange Strecke der Scheide. Beim Herausnehmen der so abgeschnittenen Organe aus dem Becken ist es dann meist noch nötig, sie oben am Beckeneingang von den äußeren Beckengefäßen scharf zu lösen; letztere sollen vorläufig unversehrt gelassen werden.

Bei Wöchnerinnen oder sonstigen Personen, bei denen infektiöse Prozesse aus den Beckenorganen aufgestiegen sein können, sind vor deren Herausnahme die Beckenvenen (Venae ilicae int. u. ext.) bis in die untere Hohlvene sowie die Venae spermaticae bis zu ihren Einmündungen in die Hohlvene und die linke Nierenvene nachzusehen. Außerdem die Becken- und hinteren Bauchlymphknoten (sog. paraaortale oder retroperitoneale Lymphdrüsen).

Sektion der weiblichen Beckenorgane.

Die herausgenommenen Beckenorgane werden so auf den Organtisch gelegt, daß die durchschnittene Scheide gegen den Obduzenten und die Harnblase zu oberst zu liegen kommt. Dann wird zuerst die Harnröhre und die Harnblase an der Vorderwand in der Mittellinie mit dem stumpfen Blatt der mittleren Schere aufgeschnitten; ist die Harnblase leer und somit ganz zusammengezogen gewesen, so dehnt man sie, um die Schleimhaut beurteilen zu können, aus. Sodann schneidet man, wenn man rechtshändig ist, die Scheide und den Gebärmutterkanal auf der linken Seite so auf, daß dabei Harnblase und Mastdarm nicht verletzt werden. Zuweilen muß bei der Einführung des Scherenblatts (besser des spitzen) in den Muttermund und durch den Cervicalkanal etwas Gewalt angewendet werden. Der Scherenschnitt soll im linken Tubenwinkel vor dem Tubenabgang enden, dann setzt man ihn über die Kuppe des Corpus uteri bis in den rechten Tubenwinkel fort und klappt die Gebärmutter auf. Dann werden die Eileiter (Tuben) von außen besichtigt, oft auch vom Fimbrienende aus aufgeschnitten, der Douglassche Raum und sein Bauchfell besichtigt und die Eierstöcke (Ovarien) zerlegt, am besten durch feine Querschnitte, was z. B. zur Auffindung von Corpora lutea zweckmäßiger ist als die übliche Halbierung in einem Längsschnitt. Manchmal ist noch eine Anzahl Schnitte in die Parametrien zu legen. Den Schluß macht die Eröffnung des Mastdarms mit der Knopfschere an seiner Hinterwand vom After her. Die Organe müssen dazu umgelegt werden.

Sektion der männlichen Beckenorgane.

Will man den Zusammenhang der Hoden mit den übrigen Geschlechtsorganen wahren, so befreit man den Samenstrang, an dem die bereits sezierten Hoden (s. oben S. 23) hängen gelassen waren, aus dem Leistenkanal und läßt beide (Hoden und Samenstrang) mit den Beckenorganen bei deren Herausnahme in Verbindung.

Die Harnblase wird wieder zuerst von der Harnröhre aus geöffnet und, wenn nötig, ausgeweitet. Dann werden Schnitte in die Prostata gelegt, meist genügt ein einziger, quer über den Samenhügel (Colliculus seminalis) gehender tiefer Durchschnitt durch das Organ.

Die Sektion der Samenblasen wird verschieden gehandhabt: entweder werden sie, ohne sie erst präparatorisch freizulegen, mittels eines Längsschnittes in Verlängerung des Prostataschnittes durchtrennt. Oder man legt die Samenblasen in der Weise systematisch bloß, daß man die Harnblase mit der Prostata mit der linken Hand festhält (Daumen auf der Rückwand der Blase) und mit der rechten nahe dem Boden des D o u g l a s schen Raumes einen seichten queren Schnitt in das Beckenbauchfell dicht oberhalb der Samenblasen macht. Sodann zieht man stumpf mit der Hakenpinzette das Bauchfell mit etwaigem Fett von den Samenleitern und den Samenblasen ab. Dies Verfahren hat auch den Vorteil, daß man jetzt eine ganze Anzahl übersichtlicher querer Einschnitte in die Samenblasen und die Samenleiter legen kann und auch die Venen des Beckenbodens besser zu Gesicht bekommt. Zuletzt wird, wie bei der Sektion der weiblichen Beckenorgane, der Mastdarm geöffnet.

Sektion des Darmes.

Das Paket der Gedärme, das vorläufig beiseitegelegt war und dem auch Magen und Pankreas angehören, wird so auf den Organtisch gelegt, daß der Obduzent links vor sich den Blinddarm mit dem Wurmfortsatz und in der Mitte die Dünndarmschlingen hat; der Dickdarm wird um diese in natürlicher Anordnung herumgelegt.

Das hier eingehaltene Verfahren ermöglicht es im Gegensatz zu anderen Sektionsmethoden, den Darm nur zweimal durch die Finger laufen lassen zu müssen und die mit seiner Öffnung und Reinigung unvermeidliche Schmutzarbeit auf ein geringstmögliches Maß zu beschränken. Es gestattet auch, den Darm an seinem Gekröse zu lassen, was den großen Vorteil der Erhaltung

Sektion des Darmes.

zusammengehöriger Veränderungen, z. B. solcher der Darmschleimhaut und der dazu regionären Gekröselymphknoten, hat.

Man beginnt mit der Untersuchung des Wurmfortsatzes: Mit der kleinen Schere kappt man das Ende desselben so, daß die Lichtung (sofern eine solche noch vorhanden ist) und die Wandschichten zu beurteilen sind; das Ende soll aber nicht ganz abgeschnitten werden. Man macht weitere Querschnitte, falls man nicht auf eine durchgängige Lichtung gestoßen ist. Ist eine solche da, so öffnet man sie mit der Schere bis in den Blinddarmkopf hinein. Dann nimmt man die Knopfschere und schneidet nacheinander Colon ascendens, transversum und descendens, schließlich das S. romanum (Flex. sigmoidea) auf. Hält man sich dabei an die Taenia libera, welche bei der vorher vorgenommenen Anordnung des Darms schon bequem zurechtgelegt worden war, so verfängt sich die Schere kaum, man kommt rasch und bei normalen Kotverhältnissen ohne Verschmierung des Inhalts vorwärts. Den Darm kann auch ein Gehilfe dabei etwas anspannen. Diesen läßt man jetzt die Spülung mit dem Wasserstrahl vornehmen, während man (unter Beiseitelegung der Schere) von dem Ende der Flexura sigm. beginnend, den Darm zur Reinigung und zur gleichzeitigen Besichtigung coecumwärts durch die Finger gleiten läßt. Am Coecum angekommen, ergreift man wieder die Schere und führt ihr geknöpftes Blatt durch die Bauhinische Klappe in das Ileum.

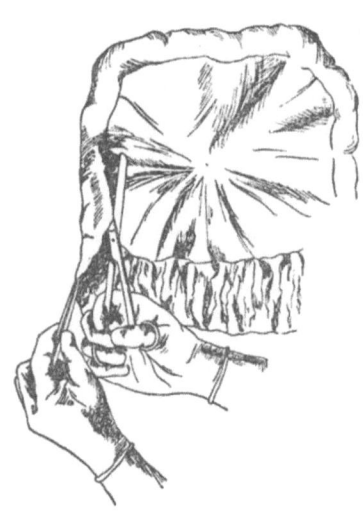

Abb. 7.

Der Dünndarm wird nun in der Weise aufgeschnitten, daß man die Schere entlang dem Mesenterialansatz führt; ist der Obduzent rechtshändig, so ist dies, von ihm aus gesehen, der rechte, unten gelegene Darmwandteil (Abb. 7). Es müssen also die Dünndarmschlingen jeweils umgeschlagen werden. Bei einiger Übung braucht die Schere (wenn sie scharf ist) gar nicht mehr geöffnet und geschlossen zu werden, sondern sie wird halb geöffnet starr gehalten, und die Dünndarmschlingen werden mit der linken Hand so über ihre Schneide gezogen, daß sie genau neben dem Gekröseansatz aufgeschlitzt werden. Zieht man diesen zu stark herüber, so wird er durchschnitten; ebensosehr soll man vermeiden, die dem Gekröse gegenüberliegenden Wandteile zu zerschneiden, weil dort die Hauptmasse der Lymphapparate (Sitz von Geschwüren usw.!) sich befinden. Außerdem hat die richtige einseitige Öffnung des Darmrohres den großen Vorteil, daß bei der Reinigung und Durchsicht sowie bei etwa wiederholter Nachschau die Darmwand bequem und übersichtlich ausgebreitet werden kann.

Ist man an der obersten Dünndarmschlinge angelangt, so muß unter Wenden des ganzen Präparates der Schnitt unter der Gekrösewurzel so weit durch die Wand der Flexura duodenojejunalis durchgeführt werden, bis man auf den im Duodenum früher angelegten Schnitt (vgl. S. 19) stößt und ihn mit dem neuen vereinigen kann.

Da der Magen oft noch nicht bis in die Kardia geöffnet ist, vervollständigt man die Magensektion und beendet damit die Schnitte. Die Schere wird zur Seite gelegt; jetzt geht man unter der Wasserspülung mit dem Schlauch den Weg von der Kardia bis zur Valvula Bauhini (coli) zurück; man läßt Stück für Stück des Magen-Darmkanals von der linken in die rechte Hand gleiten und beobachtet und betastet, ohne loszulassen, gleichzeitig das Dünndarmgekröse. Selbst wenn man daran nichts Krankhaftes wahrgenommen hat, wird hernach das Gekröse mit dem Messer da und dort, besonders sorgfältig im Bereich der ileocoecalen Lymphknoten, angeschnitten.

Im Anschluß an die Sektion der Organe der Bauchhöhle werden noch die untere Hohlvene und ihre Äste, sowie die Bauchaorta und ihre Äste aufgeschnitten. Besonders werden die Venae femorales am Oberschenkel freigelegt und nötigenfalls die Venen durch die Kniekehlen bis in die Wadengegend verfolgt. Dazu muß die Leiche auf den Bauch gelegt werden.

Wenn es noch nicht geschehen ist (s. oben S. 24), werden jetzt noch die paraaortalen, iliacalen und, wenn angezeigt, die inguinalen und axillaren Lymphknoten nachgesehen. Auch Schnitte in die Muskeln (Bauchmuskeln, Psoas, Waden, Glutaeen usw.) sind zuweilen angezeigt.

Sektion des Knochenmarks.

Von dem Hautschnitt am Oberschenkel aus, welcher zur Freilegung der Beinvenen diente, läßt sich der Zugang zum Knochenmark des Oberschenkelknochens gewinnen. Hierzu verlängert man den Schnitt an die mediale Kante der Kniescheibe. Man umschneidet diese so tief, daß das Kniegelenk geöffnet wird, besichtigt dieses unter Beugung des Knies und löst die gesamte Muskulatur vom Femurschaft bis in die Gegend der Trochanteren; dazu wird man die Bauchwand zweckmäßig nach außen bis zur Spina ant. sup. vom Becken ablösen. Der Oberschenkelknochen muß nun so frei liegen, daß er an drei bis vier voneinander je ungefähr 4 cm entfernten Stellen quer bis in die Mitte der Markhöhle angesägt werden kann. Dann werden die angesägten (vorderen) Teile des Femurschaftes mit dem Meißel mit einem kurzen harten Schlag so abgeschlagen, daß der Knochen nicht durchbricht, sondern nur die Markhöhle vom oberen Drittel des Femur bis in dessen Mitte geöffnet wird.

Auch das Knochenmark der Wirbelsäule muß häufig nachgesehen werden. Dazu dient eine Abmeißelung der vorderen Teile der Wirbelkörper mit einem breiten Meißel vom Promontorium aus. Das Anschlagen der Rückgrathöhle und die Verletzung des darin befindlichen Rückenmarks soll selbstverständlich dabei vermieden werden.

Aus dem durchsägten (oder besser aus dem entzweigebrochenen) Brustbein und aus künstlich frakturierten Rippen läßt sich ebenfalls Knochenmark gewinnen (z. B. zu Ausstrichen, indem man die Bruchenden mit einer Zange quetscht und Knochenmark herausdrückt).

Untersuchung der Knorpelknochengrenzen und Epiphysenkerne.

Bei Neugeborenen und Kindern müssen meist die Wachstumszonen des Skelets einer Prüfung unterzogen werden.

Das Auftreten von Knochenkernen zu bestimmten Lebenszeiten kann als Merkmal der Entwicklungsreife angesehen werden. So dient die regelmäßige Nachschau nach dem Knochenkern der unteren Femurepiphyse der Beurteilung der „Reife" der Leibesfrucht, weil erfahrungsgemäß dieser Knochenkern am Ende der Schwangerschaft sich bis zu einer Größe von 2 bis 4 mm im Durchmesser entwickelt. Sein Fehlen deutet neben anderen Zeichen auf „Unreife" der Frucht.

Das Verfahren zu seiner Freilegung ist ähnlich, wie es oben für die Freilegung des Knochenmarks geschildert wurde: mit einem bogenförmigen Schnitt wird die Kniescheibe nach oben umgeschlagen; der Oberschenkel wird mit der linken Hand fest umklammert oder noch besser (um nicht gegen die Hand schneiden zu müssen) der Unterschenkel umfaßt und sein Fuß fest auf den Sektionstisch gestellt. Jetzt wird mit dem Knorpelmesser frontal auf die Kondylen des Femur eingeschnitten, bis man in deren Knorpel den Knochenkern in größter Ausdehnung aufgefunden hat oder sicher ist, daß er nicht vorhanden ist.

Am besten führt man einen Schnitt von vornherein so tief durch, daß die gesamte knorpelige Epiphyse geteilt und die knöcherne Metaphyse mit vorsichtig wiegenden Bewegungen des Knorpelmessers eine Strecke weit angeschnitten wird. Die Schnittfläche wird durch Spreizen des Messers aufgeklappt. Auf diese Weise läßt sich die Knorpelknochengrenze (Sitz von angeborenen und kindlichen Skeleterkrankungen) klarlegen.

An den Rippen wird die Knorpelknochengrenze durch Flachschnitte oder durch Längsschnitte vom durchgeschnittenen Knorpel aus freigelegt.

Sektion des Schädels.

Um jede Entstellung zu vermeiden, wird der Hautschnitt so angelegt, daß er, wieder vernäht, bei der Rückenlage der Leiche im Sarge durch das Kopfkissen verdeckt ist. Er beginnt hinter dem einen Ohr und zieht zwei Querfinger breit unterhalb des hinteren Haarwirbels zur entsprechenden Stelle hinter der anderen Ohrmuschel. Bei Glatzköpfigen ist er eher noch etwas mehr nach hinten zu verlegen, bei Frauen mit langen Haaren muß das Haar an der beabsichtigten Schnittlinie zuerst auseinandergescheitelt und davor wie dahinter sauber gezopft werden.

Der Schnitt (Knorpelmesser!) soll die weichen Kopfbedeckungen sofort bis zum Periost durchtrennen. Dann wird die Kopfschwarte nach vorn bis zur Stirn, nach hinten bis zum Nacken mit dem Messer abpräpariert (das übliche stumpfe Abheben mit dem Quermeißel samt Schädelperiost ist nicht so zweckmäßig). Die Schläfenmuskeln werden vom Schädel abgelöst oder in Höhe des nun folgenden Sägeschnittes durchschnitten und der Knochen sauber für die Säge freigelegt.

Der Ungeübte tut gut, sich vor dem Aufsägen des Schädels die Sägelinie um den Schädel herum zu markieren, z. B. mit einer Messerspitze. Die Sägelinie soll sich nach der Schädelform richten, im allgemeinen aber den Schädel in seinem größten Umfang umreißen. Dies gibt den Vorteil, das Gehirn, im besonderen das Kleingehirn, um so leichter herausnehmen zu können. Der Schädel liegt durch Unterschieben eines Blocks unter den Nacken oder unter das Hinterhaupt etwas erhöht.

Der Schädel soll ohne Verletzung der harten Hirnhaut, jedenfalls aber ohne Verletzung des Gehirns, aufgesägt werden. Man kann hören und fühlen, wo man jeweils aufzuhören hat. Wenn das Schädeldach überall durchgesägt ist, merkt man seine Lockerung, selbst wenn es mit der Dura verwachsen ist. Physiologische Verwachsung besteht bis etwa um das neunte Lebensjahr. Bei natürlicher und bei sonstiger Verwachsung ist man genötigt, das Schädeldach samt der Dura zu entfernen; hierzu muß man die Dura innerhalb des Sägeschnittes vorsichtig mit der kleinen Schere aufschneiden, ohne die weichen Häute oder gar die Hirnrinde zu verletzen. Dann wird der Schädel vorn im Bereich des Stirnbeins etwas abgehebelt und der vordere Teil der Hirnsichel (Falx cerebri s. durae matris) mit der Schere oder dem spitzen Hirnmesser von ihrem Ansatz an der Crista galli abgeschnitten.

Besteht keine Verwachsung zwischen harter Hirnhaut und Schädel, so läßt sich das knöcherne Schädeldach von dem vorerst geschlossen bleibenden Durasack abheben, was von vorn nach hinten und (bei leichteren Verwachsungen) auch von hinten nach vorn bewerkstelligt werden kann.

Gleichgültig, ob das Schädeldach mit oder ohne Dura entfernt ist, folgt jetzt zuerst die Öffnung des Längssinus (Sinus longitud. sup.). Sitzt die Dura an der Innenfläche des Schädeldaches fest, so geschieht dies besser mit der Messerspitze seitlich entlang des Ansatzes der Falx. Ist die Dura über dem Gehirn ausgespannt, so schneidet man den Längsblutleiter besser mit der Schere von hinten her auf. Der Inhalt ist zu Protokoll zu nehmen. Dann erst wird in diesem Fall die harte Hirnhaut in Höhe der Sägeschnittfläche geschlitzt oder aufgeschnitten, rechts und links über die gegenseitige Hirnhälfte hinübergeschlagen und ausgebreitet, um jetzt schon die Innenfläche der Dura über den Hirnhalbkugeln beurteilen zu können; sodann werden die abgeschnittenen Flügel der Dura gefaßt, so daß sie sich an der Crista galli anspannt, dort durchschnitten und rasch, ja rücksichtslos nach hinten über das Hirn hinweggerissen; auf diese Weise werden ihre Verbindungen mit den weichen Häuten im Bereich der oberen Pacchionischen Granulationen am schonendsten, d. h. ohne größere Zerreißung der Leptomeninx, durchtrennt; dann läßt man die Dura hinten aus dem Schädel heraushängen und macht sich an die Herausnahme des Gehirns, nachdem die weichen Häute betrachtet worden sind. Währenddessen ist auch darauf zu achten, was aus dem geöffneten Schädel bzw. Subdural- und Subarachnoidealraum ausgeflossen ist.

Die Herausnahme des Gehirns
gestaltet sich folgendermaßen:

Der Schädel wird so gelagert, daß die Sägefläche fast senkrecht zu stehen kommt; dabei muß das Gehirn, damit es nicht

Sektion des Schädels, Herausnahme des Gehirns.

durch seine Schwere allzusehr an den Nervenverbindungen reißt, mit der linken Hand gestützt werden. Gleichzeitig werden aber mit den gespreizten Fingern der linken Hand die Stirnlappen des Großhirns etwas angehoben, damit man die vordersten Nerven an der Schädelbasis überblicken kann. Gewöhnlich löst sich dabei schon die Verbindung zwischen Basis und Nervus (Lobus) olfactorius. Die Sehnerven (Nn. optici) werden mit der Spitze des schmalen Messers scharf an ihrer Austrittsstelle quer durchschnitten, dicht dahinter die Carotiden. Es folgt der Hypophysenstiel und die beiden Oculomotorii (III) und Trochleares (IV). Jetzt umgreift die linke Hand, ohne die Stützung des Gehirns zu vernachlässigen, den rechten Schläfenlappen und hebt ihn so weit an, daß das Tentorium sichtbar wird. Dort, wo dieses lateral sich an die Felsenbeinpyramide anheftet, wird es durchstochen, und unter auf- und abgehenden kleinen Schnitten wird es vom Felsenbein nach medialwärts abgeschnitten; eine Verletzung des Kleinhirns muß dabei vermieden werden (deshalb k l e i n e Schnitte mit der Messerspitze, deren Schneide natürlich nach der Mitte zu gerichtet ist). Das hier vorgeschriebene Durchschneiden des Tentoriums von außen nach innen ist deshalb zweckmäßig, weil seine Lamelle auf diese Weise bis zuletzt gespannt bleibt. Nun erledigt man gleich die benachbarten Nerven VI, V, VII—VIII (Abducens, Trigeminus, Facialis-Acusticus). Die linke Seite folgt nun ebenfalls in der Reihenfolge: Tentorium von außen nach innen, dann Nerven. Jetzt hält das Gehirn noch an dem verlängerten Mark, den schwachen letzten Nerven und den Arteriae vertebrales. Glossopharyngeus, Vagus und Accessorius (IX—XI) werden durchschnitten.

Das dauernd in der Hand behaltene spitze Messer wird nun so im obersten Teil des Wirbelkanals angesetzt, daß man mit einem möglichst tiefen, aber noch quer anzubringenden Schnitt gleichzeitig linke Art. vertebralis, Medulla oblongata und rechte Art. vertebralis durchschneidet. Gelingt die Durchschneidung der Vertebralarterien nicht, so werden sie durch das untergeschobene Messer geschlitzt. Wieviel man vom verlängerten Mark (ohne allzu schiefen Schnitt) herausbringt, hängt auch von der Form und Weite des großen Hinterhauptsloches (For. occip. magnum) ab.

Das Gehirn wird nun mit beiden Händen herausgehoben und mit der Hirnbasis nach oben beiseite gelegt.

Bevor das Gehirn seziert wird, sollen noch die Blutleiter der Hirnbasis nachgesehen werden. Man öffnet mit dem spitzen

Messer nacheinander die Sinus transversi, sigmoidei und cavernosi, wenn nötig, noch den Sinus occipitalis, rectus (bis zur Mündungsstelle der Vena magna Galeni), die petrosi.

Ergänzungen, welche nicht immer nötig sein werden, sind die Herausnahme der Hypophyse und die Eröffnung der Nebenhöhlen des Schädels. Wegen weitergehender Untersuchungen sei aber auf die ausführlichen Anleitungen zur Sektionstechnik verwiesen[1].

Der Hirnanhang (Hypophysis) wird so gewonnen, daß man mit der Spitze des Knorpelmessers die hintere Lehne des Türkensattels im Bereich ihrer Basis so einkerbt, daß sie mit der Hakenpinzette abgebrochen und von der Hypophysis abgezogen werden kann. Praktisch ist, dies nicht ganz zu tun, sondern den Knochen als Handhabe zu benutzen, um die weiche und empfindliche Drüse nicht anfassen zu müssen. Jetzt wird mit der Messerspitze der Duradeckel (Diaphragma) des Türkensattels vor der Hypophyse vorsichtig durchschnitten und dann, an der abgebrochenen Sattellehne ziehend, die Hypophyse aus ihrem Lager ausgelöst.

Vom Boden des Türkensattels kann die Keilbeinhöhle und der Nasenrachenraum, von der dünnen Decke der Orbita die Augenhöhle, vom Tegmen tympani des Felsenbeins das Mittelohr eröffnet werden. Das letztere kommt besonders bei Kindern häufig in Betracht. (Vgl. S. 36.)

Sektion des Gehirns.

Jede Sektionsart des Gehirns steht in dem krassesten Widerspruch zu dem aufgestellten Grundsatz, daß möglichst keine Zusammenhänge getrennt werden sollen, bevor man sich nicht überzeugt hat, daß nichts unbesehen zerstört wird. Diese Forderung ist am Gehirn unmöglich zu erfüllen, und somit ist im Grunde jede Sektionsmethode schlecht. Man hat deshalb vorgeschlagen, sich am Gehirn mit einer Reihe von Frontalschnitten durch das Großhirn und einigen Querschnitten durch Brücke und verlängertes Mark zu begnügen. Der Vorschlag ist nicht schlecht, sofern es sich um Gehirne handelt, welche nachher noch einer systematischen mikroskopischen Untersuchung unterzogen werden. Im täglichen Sektionsbetrieb, wo wir uns mit dem Aufsuchen etwaiger gröberer (mit bloßem Auge sichtbarer) Veränderungen begnügen müssen, ist aber eine kunstgerechte Zerlegung, welche noch mehr Einzelteile zu Gesicht bringt,

---

[1] Fischer, B.: Sektionskurs. Wiesbaden. J. F. Bergmann 1919. — Gierke, E. v.: Grundriß der Sektionstechnik. Speyer & Kärner 1918. — Hauser, G.: Die Zenkersche Sektionstechnik, Jena 1913. — Nauwerck, K.: Sektionstechnik, 6. Aufl. Jena. — Rössle, R.: Technik der Obduktion mit Einschluß der Maßmethoden an Leichenorganen. Berlin: Urban & Schwarzenberg 1927.

vorzuziehen. Die folgende Technik wird deshalb empfohlen, weil sie erstens bei richtiger Durchführung zur eingehenden Betrachtung vieler Teile zwingt, weil die Reihenfolge der Schnitte sich logisch aufbaut und sich daher auch vom Anfänger verhältnismäßig leicht merken läßt, endlich weil trotz starker Zerlegung möglichst wenig mit dem Gehirn manipuliert wird und die auseinandergeschnittenen Teile wieder zusammenlegbar sind und eine nachträgliche mikroskopische Untersuchung zulassen.

Das Gehirn darf während der Sektion nicht mit Wasser bespült und die Hirnsubstanz nicht mit Pinzetten gefaßt werden.

Das aus dem Schädel entfernte Gehirn war mit der Basis nach oben auf dem Tisch zurechtgelegt worden. Es ist zweckmäßig, vor seiner Zerlegung die Basisarterien nachzusehen: die Art. basilaris (basialis) über der Brücke, die Vertebrales, die Cerebellares und die Art. prof. cerebri (Art. cer. poster.) sowie die Art. commun. post. und die durchschnittenen Stümpfe der Art. carotis int. rechts und links sind ohne weiteres sichtbar. Die vom pathologischen Standpunkt aus wichtigste Schlagader, die Art. cerebri (cerebralis) media bzw. Art. pro fossa Sylvii, muß durch vorsichtiges Ablösen des vorderen Schläfenlappenpoles vom Stirnlappen aufgesucht und auf alle Fälle bis in ihre ersten Verzweigungen in der Sylvischen Grube verfolgt werden.

Um das Gehirn nicht öfter als unbedingt nötig herumdrehen zu müssen, erledigt man gleich alle noch von der Basis aus in Betracht kommenden Schnitte, nämlich diejenigen durch Brücke und verlängertes Mark. Dazu ist es nötig, beide mit der linken Hand etwas von unten anzuheben und festzuhalten; so gelingen unschwer die nötigen, dicht hintereinandergelegenen Schnitte, welche diese beiden Hirnteile in feine frontale Scheiben zerlegen. Die Schnitte dürfen in der Brücke nicht bis in die Rautengrube dringen.

Jetzt wird das Gehirn gewendet, so daß seine Hirnhalbkugeln nach oben sehen und das Kleinhirn gegen den Obduzenten zu liegen kommt. Die Großhirnhemisphären werden mit den Daumen beider Hände sanft so auseinandergedrängt, daß man eine Übersicht über den Balken (Corpus callosum) und Platz bekommt, um das lange Messer mit seiner Fläche auf der Oberfläche des Balkens, Schneide nach links, anzusetzen.

Die übrige Gehirnsektion zerfällt in folgende Abschnitte: 1. Sektion der Marklager, 2. Eröffnung des Hirnkammersystems, 3. Sektion des Kleinhirns und der Stammganglien.

Der erste Schnitt ins Gehirn soll, in Höhe des Balkens, die linke Hirnhalbkugel fast abschneiden. Dies soll mit einem einzigen Messerzug geschehen; somit muß man mit der auf den Balken aufgelegten Klinge weit ausholen; die Schneide soll kaum merklich nach außen gesenkt sein, damit man bei diesem Schnitt durch das Centrum semiovale (großes, weißes Marklager der Hemisphären) die seitliche Hirnkammer eben anschneidet. Die linke Hand hat während des Schnittes einen leichten Gegendruck von der Seitenfläche des Großhirns auszuüben. Man soll so weit durchschneiden, daß noch ein Teil Rinde stehenbleibt, der Rest wird mittels der Schneide durchgedrückt (nicht geschnitten!). Auf diese Weise vermeidet man die Zerschneidung der weichen Häute und kann die Halbkugel aufklappen. Man läßt sie in die linke Hohlhand fallen. Auf der linken Hand wird dann der fast abgeschnittene Hirnteil nochmal in seiner Mitte gespalten, um in der großen, weißen Markmasse nichts zu übersehen. Es empfiehlt sich, diesen zweiten Schnitt nicht zu schneiden, sondern nur die Schneide bis zur Leptomeninx durchzudrücken, und zwar unter Gegendruck mit dem abgeflachten linken Handteller. Man vermag dann sofort die Beschaffenheit der Rinde grob zu beurteilen und vor allem zu prüfen, ob sie sich genügend leicht von den weichen Häuten löst; dies geschieht, indem man durch stärkeres Spreizen des Schnittes das Gehirn abzuschälen versucht.

Jetzt wechselt das lange Messer in die linke Hand, und man verfährt mit der rechten Hirnhalbkugel, wie es links geschehen.

Sind durch die ersten Schnitte ins rechte und linke Marklager die Seitenkammern richtig angeschnitten worden, so verfolgt man sie mit dem schmalen, spitzen Messer nach vorn ins Vorderhorn, nach hinten seitlich in den Anfang des Unterhorns und nach hinten ins Hinterhorn, rechts und links. War der Schnitt durchs Marklager zu hoch angesetzt, so müssen die Seitenventrikel erst aufgesucht werden, indem man mit Hilfe des vorfühlenden Zeigefingers der linken Hand vorsichtig einen Längsschnitt neben den Balken (nicht zu weit seitlich!) anlegt und so die Kammerhöhle aufsucht.

Nach jedem der geschilderten großen Schnitte ist sofort der Blut- und Saftreichtum der eröffneten Teile zu beurteilen (Zahl und Verhalten der „Blutpunkte"), nach Eröffnung der Ventrikel die Beschaffenheit des Liquor.

Nach den Seitenkammern (I und II) ist die mittlere Kammer (3. Ventrikel) zu öffnen. Dazu muß der Balken zurückgeschlagen werden: Er wird vorsichtig mit Zeigefinger und Daumen der linken Hand gefaßt und etwas gehoben. Dadurch wird das

Foramen Monroi = interventriculare (Verbindung der Seitenventrikel unter dem Balken zwischen den Sehhügeln) sichtbar. Durch dieses führt man, mit der Schneide nach vorn, das spitze Messer, vermeide dabei im Bereich der dünnen, senkrechten Scheidewand des Balkens (Septum pellucidum) ein falsches For. interventriculare zu machen oder mit der Messerspitze die linken Stammganglien zu verletzen. Vom For. interventriculare aus schlitzt man dann den Balken nach vorn und oben durch seine vorderen Säulen, worauf man mit ihm die ganze Decke des 3. Ventrikels nach hinten schlägt. Es ist gut, dafür zu sorgen, daß dabei das Adergeflecht, unter ihm ausgebreitet, mit folgt. Durch den hintersten Teil des Balkens ist aber noch die Verbindung der 3. mit der 4. Kammer verdeckt. Deshalb muß der Balken seitlich hinten (beim rechtshändigen Obduzenten im Bereich des rechten hinteren Balkenschenkels [Com. post. fornicis]) bis auf das Kleinhirn durchtrennt und auf die andere Seite geschlagen werden. Dabei kommen das Infundibulum, die Massa intermedia, die Zirbeldrüse[1] (Gland. pinealis) und die Vierhügel (Corpora quadrigemina) und davor der Eingang zum Aquaeductus cerebri (Sylvii) zum Vorschein. Nach dem 3. Ventrikel ist das nächste Ziel der 4. Ventrikel. Er liegt unter dem Oberwurm des Kleinhirns und ist mit dem 3. Ventrikel durch den Aquaeductus cerebri verbunden; dieser liegt unter den Vierhügeln. Es ist also nötig, durch einen Medianschnitt die Decke des Aquaeductus und des 4. Ventrikels zu spalten. Dazu fährt man mit dem Zeigefinger der linken Hand unter die (bereits sezierte) Brücke (Pons) und hebt sie so in die Höhe, daß das Kleinhirn rechts und links davon zu hängen kommt. Dadurch bewirkt man, daß der Schnitt im Oberwurm sofort klafft und so übersichtlich bleibt, daß man nicht Gefahr läuft, den Boden der 4. Kammer, die Rautengrube mit ihrem Ependym und den darunter sichtbaren Gebilden zu zerstören. Der Durchschnitt durch den Wurm des Kleinhirns läßt den „Lebensbaum" mit seinen Verzweigungen erkennen. Von der geöffneten Rautengrube aus schlitzt man den Aquädukt noch vollständig auf.

Die linke Hand, welche von unten her die Brücke fixiert hatte, braucht jetzt nur eine kleine Bewegung zu machen, um die linke Kleinhirnhälfte zu fassen und so zu halten, daß ein größtmöglicher Schnitt sie in zwei Hälften zerteilt; dieser Schnitt geht durch den größten Ast des Lebensbaumes gegen

---

[1] Die Zirbeldrüse bleibt manchmal beim Zurückschlagen der Dura (S. 31) an dieser im Bereich der Mündung der Vena magna Galeni in den Sinus rectus hängen.

die stumpfe Kante der Kleinhirnhemisphäre. Jede so entstandene Hälfte wird dann nochmals von der frischen Schnittfläche aus halbiert. Dasselbe geschieht auf der rechten Seite des Kleinhirns.

Es bleibt nun zum Schluß noch die besonders wichtige Sektion der Stammganglien übrig. Es empfiehlt sich, diese auf beiden Seiten gleichzeitig auszuführen. Dazu dienen mit dem langen Messer hergestellte frontale Scheibenschnitte. Bei einem festen Gehirn wird man die Scheibendicke gering ($1/2$ cm) wählen können, bei weichem Gehirn (auch Kindergehirn) muß man auf $3/4$—1 cm gehen. Die gleichzeitige Zerlegung auf beiden Seiten ermöglicht, natürlich unter der Voraussetzung, daß rechts und links ganz identische Stellen getroffen werden, einen Vergleich. Man beginnt mit ziemlich seichten Schnitten am Kopf des Schwanzkernes und endigt an der hinteren Rundung des Sehhügels mit tieferen Schnitten. Die Hirnbasis darf nicht verletzt werden.

Am Schluß der Hirnsektion muß das Gehirn so zusammengelegt werden können, daß seine äußere Form wiederhergestellt werden kann. Besondere klinische Beobachtungen erfordern natürlich unter Umständen noch weitere Schnitte (z. B. in bestimmte Rindengebiete, in der Gegend der Großhirnschenkel, Regio subthalamica usw.).

Sektion der Nebenhöhlen des Schädels.

Am häufigsten muß das Mittelohr, seltener das Labyrinth nachgesehen werden. Ersteres sollte wenigstens bei Säuglingen und Kleinkindern regelmäßig eröffnet werden. Dazu ist das Aufmeißeln von der Felsenbeinkante her nötig: es wird das Dach der Paukenhöhle mit dem Meißel vorsichtig abgetragen. Genauere Einzelheiten können hier hinsichtlich der weiteren Aufsuchung von Trommelfell, Zellen des Warzenfortsatzes, innerem Ohr nicht gegeben werden.

Die Keilbeinhöhle wird nach Herausnahme des Hirnanhangs durch Aufschlagen des Bodens des Türkensattels freigelegt, die Siebbeinzellen und Stirnhöhle mit feinem Meißel von den vordersten Teilen der Schädelbasis aus angeschlagen, die Augenhöhlen durch Entfernung ihres knöchernen Daches eröffnet. Auf die Wiedergabe der verschiedenen Methoden, den Nasenrachenraum und die Kieferhöhle freizulegen und das Gebiß einer genauen Besichtigung von oben und hinten her zugänglich zu machen, muß hier verzichtet werden.

Desgleichen kann die

Sektion des Rückenmarks

nur kurz gestreift werden, weil der Student sie nicht zu üben braucht. Nur Anhaltspunkte sollen gegeben werden. Die Eröffnung des Wirbelkanals zur Freilegung und Entnahme des Rückenmarks geschieht entweder von vorn oder von hinten; zu beiden Verfahren sind Spezialinstrumente nötig. Das Verfahren von vorn geschieht nach völliger Ausweidung der Leiche und besteht in der Entfernung der Wirbelkörper mittels Durchtrennung der vorderen Wirbelbögen. Dazu ist die vorherige Durchtrennung mindestens einer Zwischenwirbelscheibe nötig; man beginnt zweckmäßig vom letzten Lendenwirbel. Dieses Verfahren hat den Vorteil, daß kein weiterer Hautschnitt nötig ist und bei richtiger Abmeißelung der Wirbelkörper die Intervertebrallöcher angeschlagen und die Austrittsstellen der Rückenmarksnerven zugänglich werden samt deren Verbindungen mit den Intervertebralganglien.

Zur Entnahme des Rückenmarks von hinten braucht die Leiche sonst noch nicht seziert zu sein. Man kann also, um das vergängliche Organ möglichst bald zu gewinnen, mit der Rückenmarksektion beginnen. Die Leiche wird dazu auf den Bauch gelegt und so mit Klötzen unterlegt, daß die Wirbelsäule nach oben gekrümmt ist. Ein Schnitt vom Nacken bis zum Kreuzbein legt die Dornfortsätze bloß; die hinteren Wirbelbögen werden durch Ablösung der Rückenmuskeln sauber freigelegt und dann mit der Spezialdoppelsäge oder in Ermangelung einer solchen mit dem Meißel rechts und links durchtrennt, sodann der so frei gemachte hintere Teil der knöchernen Wirbelsäule entfernt. Es liegt dann der Duralsack frei; entweder wird das Rückenmark im geschlossenen Duralsack herausgenommen, oder, je nach der Sachlage des Falles, besser dieser erst in situ eröffnet. Das herausgenommene Rückenmark wird auf Querschnitten durchmustert.

Richtlinien für die Abfassung des Befundberichts.

Der Befundbericht besteht in einem sog. „ausführlichen Protokoll" und einer „Sektionsdiagnose".

Das erstere gibt eine möglichst objektive, d. h. von Werturteilen und mithin von diagnostischen Ausdrücken freie Beschreibung der Befunde. Es beginnt mit dem Ergebnis der "äußeren Besichtigung", welche im Falle von Verletzungen oder bei der Leichenöffnung unbekannter Personen besonders eingehend sein muß.

Bei der dann folgenden Eröffnung der Körperhöhlen und der Sektion der Organe soll die Schilderung dem eingehaltenen Gange der Sektion folgen und sich auf die tatsächlichen Befunde beschränken; es darf nur dann von der Technik die Rede sein, wenn der Befund ein Abweichen von dem gewöhnlichen Verfahren erforderlich macht. Es gestaltet die Schilderung der Besonderheiten eines Falles anschaulicher, wenn unter solchen Umständen eine kurze Begründung über das Abgehen vom Schema und die getroffenen Maßnahmen zur Bewältigung etwa aufgetauchter Schwierigkeiten eingeflochten wird.

Auch die „Normalität" von Befunden soll aus dem Protokoll ersichtlich sein, jedoch nicht in der Weise, daß kurzweg behauptet wird, etwa Herz oder Lungen seien normal. Vielmehr soll das Wort „normal" oder die Bezeichnung „gesund" geflissentlich vermieden werden. Man mache sich zur Regel, von jedem Organ Größe, Form, Farbe, Konsistenz anzugeben, sogar wenn man über größere Erfahrung und damit über die Berechtigung verfügen würde, wirklich behaupten zu dürfen, es sei normal. Eine Befundbeschreibung hat nur dann einen dauernden Wert, auch für spätere Zeiten mit anderen Auffassungen, wenn der Leser (vielleicht noch nach hundert Jahren) sich eine ganz klare Vorstellung von dem Fall auf Grund einer von subjektiven Deutungen möglichst freien Wiedergabe des Gesehenen machen kann.

Freilich geht dies nicht ohne Kompromisse ab, und man wird, um die Normalität ohne große Umstände auszudrücken, doch nicht umhin können, Ersatzausdrücke zu gebrauchen, etwa wie: Die Milz ist am „richtigen" Ort, befindet sich in „natürlicher" Lage, ist von „mittlerer" Größe, hat die „gewöhnliche" Form bzw. die „durchschnittliche" Festigkeit und Gewebsspannung, besitzt auf der Schnittfläche eine „graurote" Farbe. Gerade bezüglich der Farben haben sich allmählich Gewohnheitsbezeichnungen eingebürgert, welche, im Grunde genommen, objektiv wenig besagen oder vielmehr nur dem Fachmann, der die Ortssprache des Sektionssaals versteht, klare Vorstellungen vermittelt. Bei den sehr verwickelten Mischfarben, welche den gesunden und den kranken Geweben eigentümlich sind, ist aber tatsächlich eine eindeutige Bezeichnung ausgeschlossen, und so sind für den Neuling die üblich gewordenen sprachlichen Wiedergaben der so wichtigen Farbtöne unbefriedigend.

Formen- und Größenverhältnisse hingegen können und sollen möglichst in Zahlen wiedergegeben werden. Ein Maßstab, ein Bandmaß und eine Waage sind in einem Sektionsraum unentbehrliche Werkzeuge. Besonders erhöhen Gewichtsangaben über die sezierten Organe den objektiven Wert eines Befundberichtes ungemein. Deshalb ist auch dieser Anleitung eine Übersicht über die wichtigsten Zahlen, Maße und Gewichte als Anhang hinzugefügt.

Skizzen über besondere Befunde, z. B. Lageveränderungen, Formabweichungen, Verletzungen, Knochenbruchlinien, sind sehr nützlich und gestatten oft, lange Beschreibungen abzukürzen.

Am Schluß der Sektion hat der Obduzent sein Gutachten in Form einer zusammenfassenden D i a g n o s e abzugeben. Sie ist ein Erzeugnis seiner persönlichen Auffassung, gewonnen aus eigener Erfahrung und aus dem Wissen seiner Zeit. Gerade weil beides unvollkommen bleiben muß, ist sie, auf lange Sicht gesehen, ihrem Wesen nach der vergänglichere Teil des Dokuments, welches ein Befundbericht über einen Toten darstellt. Aber die Diagnosen sprechen eine sehr abgekürzte und zur Verständigung von Zeitgenossen sogar deutlichere Sprache über das, was der Obduzent gesehen zu haben glaubt. Aber was er heute so bezeichnet, kann eine spätere Zeit vielleicht ganz anders bezeichnen, sei es, daß die Auffassung oder nur die Nomenklatur wechselt.

Ob man eine Diagnose „lateinisch" oder möglichst verdeutscht abfaßt, ist Geschmackssache. Auf jeden Fall soll die Diagnose einer strengen Ordnung darin folgen, daß sie zuerst das Hauptleiden und, wenn möglich, die Todesursache nennt, dann die zu der Hauptkrankheit gehörigen oder von ihr abhängigen Veränderungen, sodann andere Befunde aufzählt (z. B. überstandene frühere Krankheiten) und endlich auch Nebenbefunde aufführt (z. B. Anomalien u. dgl.). Letzteres ist nicht überflüssig, weil man nie wissen kann, ob heute als nebensächlich oder gar belanglos angesehene Abweichungen von der Norm nicht später einmal „pathognomonische" Bedeutung erlangen. Wie weit man in der Aufzählung sämtlicher „Befunde" gehen will, hängt von der Einstellung des Obduzenten und seiner jeweiligen Aufgabe ab. Der gerichtliche Mediziner hat andere unmittelbare Aufgaben als der Prosektor an einem Krankenhause. Immer aber werden Gründlichkeit und Wahrheitsliebe die unbedingten Voraussetzungen jeder ärztlichen Tätigkeit am Leichentisch sein.

Muster eines Befundberichts.

Betrifft die Sektion eines seinen Personalien nach bekannten Mannes, der bei einem Straßenunfall umgekommen war. Sektion 14 Stunden nach dem Tode.

Äußere Besichtigung.

Leiche eines mittelgroßen, kräftigen, etwas untersetzt gebauten Mannes von mittlerem Ernährungszustande. Das Aussehen entspricht dem angegebenen Alter von 39 Jahren. Es besteht ausgesprochene Totenstarre an der Muskulatur des Kiefers und der Gliedmaßen. Die Leiche ist kalt. Die Haut ist blaß, im Gesicht und an den Vorderarmen etwas gebräunt; am Rücken, am Nacken und an den abhängigen Teilen der Beine sind ausgedehnte blaurote Totenflecke; sie fehlen nur an den aufliegenden Stellen. Im Bereich des Kreuzbeins ist die Oberhaut etwas abgeschilfert.

Das Kopfhaar ist dunkelblond, reichlich, etwas gelockt; die Behaarung von Gesicht, Brust und Schamgegend ist männlich. Die Hornhäute sind klar, die Iris ist bläulich-grünlich, die Pupillen sind rund, mittelweit, dabei die linke etwas weiter als die rechte. Die linke Bindehaut zeigt ganz leichte Unterblutung an ihrer unteren Umschlagstelle.

Das Gebiß ist unvollständig, einige Zähne sind schadhaft. Die Zunge liegt hinter der Zahnreihe. In der Mundhöhle, soweit sie sichtbar ist, kein fremder Inhalt. In den Nasenöffnungen Spuren von Blut. Aus beiden äußeren Gehörgängen sickert etwas Blut über bereits geronnenem Blut heraus. Die übrigen natürlichen Öffnungen des Körpers zeigen nichts Besonderes. Am Glied keine Narbe.

Hinter der Scheitelhöhe erscheint die Kopfhaut wie geplatzt, die Wundränder klaffen und sind etwas unterhöhlt, die Wunde hat im ganzen einen Durchmesser von $3^1/_2$ cm. Das Kopfhaar ist in der Nähe durch Blut verklebt. Außer kleineren Hautabschürfungen am linken Oberarm und am linken Ellbogen finden sich am ganzen Körper keine weiteren Verletzungen.

Situs der Eingeweide.

Das Unterhautfettgewebe ist über der Brust etwa 1 cm, am Bauch etwa 2 cm dick, hellgelb. Die angeschnittene Muskulatur ist überall frischrot.

Nach Öffnung der Bauchhöhle findet sich das Netz schürzenförmig über den Darmschlingen. Diese sind etwas gebläht und liegen, wie die übrigen Organe, richtig. Das Bauchfell besitzt überall einen spiegelnden Glanz; im kleinen Becken sind wenige Kubikzentimeter einer klaren serösen Flüssigkeit. Die Bruchpforten sind geschlossen, nur der Nabelring ist zu weit, für eine Fingerkuppe zugängig. Der Leberrand schneidet mit dem Rippenbogen ab, der untere Milzpol ist eben sichtbar, der Magen ist ziemlich weit und schwappt bei Berührung. Der Wurmfortsatz ist frei beweglich und hängt mit seinem Ende ins kleine Becken. Das Zwerchfell steht rechts in Höhe des unteren Randes der 4., links am oberen Rande der 5. Rippe. Der Brustkorb ist gut gewölbt, der epigastrische Winkel nicht ganz ein rechter.

Brustorgane.

Die Rippenknorpel lassen sich leicht durchschneiden. Nach Wegnahme des Brustbeins sind die Lungen wenig zurückgesunken, ihre Ränder bedecken die seitlichen Teile des Herzbeutels und sind ziemlich blaß. Nirgends bestehen Verwachsungen des Lungenfells, außer an der Basis des linken Unterlappens; die dort bestehenden Verwachsungen sind strangförmig und leicht zu lösen; die Lungenspitzen sind frei; in den Brustfellräumen ist kein Erguß. Sowohl unter dem Brustfell der Brustwand wie im Lungenfell sind zahlreiche feinfleckige, zum Teil spritzerartige Blutaustritte. Von der Thymusdrüse finden sich in dem Fettkörper des vorderen Mittelfells keine mit bloßem Auge sichtbaren Reste.

Im Herzbeutel ist eine geringe, klare, seröse Ansammlung, etwa ein Eßlöffel voll. Das Herz liegt richtig, ist links vollkommen, rechts etwas weniger totenstarr, im ganzen von der Größe der Faust des Mannes. Der Herzbeutel ist glatt und glänzend.

Die rechte Kammer, ihre Ausflußbahn und der Stamm der Lungenschlagader enthalten keine Leichengerinnsel, sondern nur flüssiges, sehr dunkles Blut. Die Weite der Kammern und Vorhöfe ist die gewöhnliche, desgleichen ihre Wandstärke. Das Herzbeutelfett ist von der Herzmuskulatur scharf abgesetzt und mittelreichlich. Alle Klappen des Herzens sind zart, blaß, ohne Auflagerungen. Das eirunde Loch ist geschlossen. Die Kranzgefäße sind durchgängig, ihre Innenhaut fleckenlos. Der Herzmuskel ist auf allen Anschnitten gleichmäßig braunrot, klar. Die Lungenschlagader ist ganz fleckenlos, die Körperschlagader zeigt dicht über den Klappen geringfügige, erhabene, gelbe, beetartige Verdickungen.

Die rechte Lunge ist etwas groß, richtig gelappt, ihr Lungenfell zart, ohne Belag. Die Schnittflächen zeigen vorn hellrote Farbe und geringeren Blutgehalt als hinten, der Luftgehalt ist vorn unvermindert, hinten etwas herabgesetzt, hier ist außer reichlichem dunklem Blut auch viel Saft, z. T. mit wenig Luftbläschen, abstreifbar. Fingereindrücke bleiben in den vorderen Lungenteilen stehen.

Die linke Lunge zeigt ebenfalls eine spiegelnde Oberfläche und dieselben, vorn mehr hochroten, hinten mehr dunkelroten, glatten Schnittflächen. Die deutlich zu fühlende leichte Verdichtung des Unterlappens ist auf seine hinteren, unteren Abschnitte beschränkt, er zeigt auf Einschnitten nirgends ganz luftleere Stellen.

Die Äste der Lungenschlagadern sind beiderseits frei von Blutpfröpfen, die Luftröhrenäste enthalten Schaum und Spuren von zähem, glasigem Schleim, die Lymphknoten der Lungenwurzeln sind ziemlich schwarz und auf Durchschnitten etwas verhärtet, ohne weitere, etwa kalkige Einlagerungen.

Halsorgane.

Die Zunge ist sauber, unverletzt, aber mit etwas Blut bedeckt; die Balgdrüsen stehen etwas stark vor. Die Gaumenmandeln sind mittelgroß, buchtenreich, ohne Pfröpfe, auf dem Durchschnitt ohne Narben oder sonstige Einlagerungen. Die Speiseröhre ist leer, zusammengezogen, ihre Schleimhaut blaß, zart. Im Zellgewebe um ihren unteren Abschnitt sind blutige Durchtränkungen. Der Kehlkopf zeigt außer leichter Verknöcherung des Schildknorpels nichts Besonderes, die Luftröhre enthält etwas rotbräunlichen Schleim. Die oberen Halslymphknoten sind von gewöhnlicher Größe, ihre Schnittflächen blaßrötlich, die unteren (paratrachealen) sind schwärzlich. Die Schilddrüse ist von gewöhnlicher Form, mittelgroß, Seitenlappen symmetrisch, Schnittflächen gleichmäßig glasig, feinkörnig, graurot. Die aufsteigende Körperschlagader ist von mittlerer Weite und Wanddicke, fleckenlos; ihr Bogen zeigt im

Bereich der Narbe des Ductus Botalli eine verhärtete Stelle; ihr absteigender Teil feine, gelbe, spritzerartige Fleckung unter dem Abgang der Intercostalarterien.

Der 9. Brustwirbel zeigt einen queren Bruch ohne stärkere Zersplitterung; damit stehen offenbar die oben beschriebenen Blutungen in das Gewebe um die Speiseröhre im Zusammenhang.

Bauchorgane.

Nach Eröffnung des Netzbeutels sieht man die Bauchspeicheldrüse in richtiger Lage, sie ist äußerlich und auf dem Längsschnitt von grober fester Körnung. Milzgefäße o. B., die Milzschlagader etwas stark geschlängelt.

Milz von gut mittlerer Größe und Festigkeit, eher etwas schlaff. Die Kapsel ist zart, leicht gerunzelt; über dem unteren Pol ist sie etwas schiefrig gefärbt. Auf dem Schnitt ist das Milzgewebe blutreich, glatt, dunkelrot. Es läßt sich mit dem Messer keine Pulpa abstreifen; die Lymphkörper sind zahlreich und deutlich sichtbar, das Gerüst ist kaum zu sehen.

Im Zwölffingerdarm ist reichlicher Speisebrei mit Galle und Schleim; bei Druck auf den untersten Teil des Ductus choledochus tritt Galle aus der Papilla Vateri, bei Druck auf die Gallenblase desgleichen. (Der aufgeschnittene Choledochus erweist sich als nicht erweitert, die Einmündungsstelle des Ductus cysticus sitzt etwas tiefer als gewöhnlich, die Pfortader und die Leberarterie sind frei von Veränderungen.)

Der Magenpförtner ist zusammengezogen, der Magen enthält größere Mengen von Gas und von halbverdautem, flüssigem, stark saurem Speisebrei. Die vorläufige Besichtigung seiner Schleimhaut zeigt keine schweren Veränderungen, nur Zeichen des Verdauungszustandes.

Die Leber ist mittelgroß, etwas fest, von gewöhnlicher Form, ihre Kapsel ist zart. Die Schnittflächen sind graubraunrot, die Läppchenzeichnung ist regelmäßig, deutlich sichtbar, der Fettgehalt ist offenbar gering; der Blutgehalt ist im ganzen eher beträchtlich; die Blutgefäße zeigen nichts Besonderes, desgleichen nicht die sichtbaren größeren Gallengänge. Die Gallenblase überragt ein wenig den stumpfen Leberrand, sie ist mittelgroß und ziemlich stark gefüllt; sie enthält eine schwach fadenziehende, dunkelbraune, in dünnen Schichten klare Galle. Die Schleimhaut ist gallig angefärbt, zeigt feine netzartige und sammetartige Beschaffenheit. Die portalen Lymphknoten sind klein und blaß.

Bei der Herausnahme des Darms stößt man im Bereich des Gekröses des S. romanum auf streifige weiße Narben. Die Harnleiter sind schlank und blaß.

Die Nebennieren sind von durchschnittlicher Größe und Form; auf den Durchschnitten setzt sich die eher breite, gleichmäßig stark gelbe Rinde von ihrer bräunlichen Innenzone und dort, wo Mark vorhanden ist, von diesem ab. Das Mark ist fest, grauweiß, in gehörigem Verhältnis zur Rinde.

Die Nieren haben eine eher starke Fettkapsel; die Faserkapsel läßt sich von der glatten Oberfläche leicht abziehen. Beide Nieren sind mittelgroß, fest, von gewöhnlicher Form und zeigen außen leicht düsterrote Färbung und deutliche Venensterne. Auf dem Durchschnitt ist ebenfalls der Blutgehalt vermehrt, das Mark ist dunkelrot, die Rinde mehr graurot und von gehöriger Breite, beide deutlich gegeneinander begrenzt, die feinere Gefäßzeichnung der Rinde ist eher zu deutlich.

Die Nierenbecken sind nicht erweitert, die Schleimhaut ist auf beiden Seiten zart und blaß, desgleichen in den Harnleitern.

Die Hoden sind im Hodensack; in der linken Hodenscheidehaut ist etwas klarer Erguß, die Hodenkapsel ist rechts wie links weiß und glatt, beide Hoden ziemlich groß, auf dem Durchschnitt bräunlich-graurötlich; die feine Felderung ist gut sichtbar und überall vorhanden. Die Venen des linken Samenstrangs sind etwas erweitert.

Die Harnblase überragt mit ihrem Scheitel um drei Querfinger das Schambein, sie ist mit klarem, gelbem Harn (150 ccm) gefüllt. Ihre Schleimhaut ist rötlich, zart, glatt. Die Prostata ist nicht vergrößert, etwa kastaniengroß, derb, Schnittfläche weiß. Die Samenblasen sind zart, Wandungen leicht bräunlich, der Inhalt ist ziemlich flüssig und etwas trüb. Der Samenleiter läßt auf allen Querschnitten eine enge Lichtung erkennen.

Der Mastdarm enthält geballten Kot, die Schleimhaut zeigt außer stärkeren Venenerweiterungen am Afterring keine Besonderheiten. Der Wurmfortsatz ist 8 cm lang, gleichmäßig schlank, frei und bis zur Spitze durchgängig. Die Lichtung enthält etwas Kot. Der Inhalt des Blinddarms (Coecum) besteht aus breiigem Kot von gewöhnlicher Färbung und Geruch. Die Schleimhaut ist hier und weiter im Dickdarm ohne Veränderungen, im absteigenden Teil bis in den Mastdarm ist der Kot geballt; die Schleimhaut weist das gewöhnliche Relief und geringen Schleimbelag auf. Der Dünndarm ist zum Teil zusammengezogen, zum Teil weit und schlaff, seine Schleimhaut zeigt die richtige Fältelung, die Lymphgebilde des Ileum sind deutlich und eher stark ausgeprägt. Der Inhalt bietet nichts Besonderes, gegen oben wird er reichlicher, die Schleimhaut erscheint dort blut- und chylusreich, graurötlich. Die Schleimhaut des Zwölffingerdarms zeigt die gewöhnliche Faltenbildung und ist gallig gefärbt; die Magenschleimhaut ist zum Teil, besonders in der Magenstraße stärker gefaltet, sonst glatt, rosarot, nur im Magengrunde und auf den Faltenhöhen stärker durchblutet. Die Gekröselymphknoten sind in dem mittelreichlichen Gekrösefett verborgen, auf Anschnitten erweisen sie sich als mittelgroß, blaßgraugelb, ohne krankhafte Einlagerungen, auch die ileocöcale Gruppe.

Auch die Lymphknoten hinter dem Magen und um den Kopf der Bauchspeicheldrüse sind unverändert.

Die Bauchschlagader und ihre ersten Äste zeigen an wenigen Stellen leicht vorstehende gelbe Fleckung. Die Wand und die Innenhaut der unteren Hohlvene ist zart. Ihre Lichtung sowie diejenige der Becken- und Beinvenen enthalten nur schwach gestocktes und flüssiges dunkles Blut.

Das Knochenmark im Oberschenkelschaft ist, bis auf schwache rote Inseln im oberen Drittel, reines, gelbes Fettmark.

Kopfhöhle.

Unter der oben beschriebenen Wunde der Kopfhaut sind die tiefere Kopfschwarte und die Beinhaut des Schädels durchblutet. Im Grunde der Wunde fühlt man ein zackig begrenztes, offenbar ganz abgesprengtes Knochenstück, das sich bei vorsichtigem Betasten leicht in die Tiefe drücken läßt. Die weitere Umgebung der Weichteilwunde fühlt sich teigig an.

Der Schädel sägt sich mäßig schwer, seine Form ist länglich, symmetrisch; die Sägeschnittfläche zeigt bei mittlerer Dicke fast überall wenig Diploe. Der Schädel läßt sich ziemlich leicht von der harten Hirnhaut abheben, an der inneren Tafel sind die Gefäßfurchen eher tief; sonst ist sie glatt.

Im Bereich des Hinterhauptbeins zeigt das Schädeldach eine von der Sägeschnittfläche 1,5 cm links von der Mittellinie ausgehende, nach oben laufende Bruchlinie, welche nach einem Verlauf von 3 cm winkelig gegen den Scheitel und das rechte Ohr abgeht. Unterhalb dieser Linie findet sich das obenerwähnte zweimarkstückgroße ausgesprengte Knochenstück. Die harte Hirnhaut ist darunter nicht verletzt, straff gespannt und derb. Der Längsblutleiter enthält nur flüssiges Blut. Die harte Hirnhaut ist im Bereich des Schädelbruches außen von flüssigem Blut bedeckt, innen blaß, spiegelndglatt und weiß. Bei Eröffnung des Subduralraumes fließt kein Blut ab. Über beiden Schläfenlappen sind die weichen Häute von flachen Blutungen durchsetzt, im Bereich der Knochenabsprengung sind sie samt der zugehörigen Hirnrinde verletzt, letztere zeigt feinfleckige Durchblutung und Auflockerung. Sonst sind die weichen Hirnhäute durchsichtig zart. Die Hirnwindungen sind deutlich etwas platt, die Furchen zwischen ihnen verstrichen.

Die Schlagadern des Gehirngrundes sind leer, fleckenlos. Die Schnitte durch Brücke und verlängertes Mark ergeben mittleren Blutgehalt und klare, ununterbrochene Zeichnung.

Die Schnitte durch die großen Marklager des Großhirns lassen spärliche Blutpunkte austreten; diese zerfließen nicht; die Hirnsubstanz macht einen etwas zähen und klebrigen Eindruck. Die Hirnkammern sind nicht erweitert; ihre Auskleidung ist glatt und zart, auch in der Rautengrube. Die Schnitte durch die Stammganglien ergeben regelrechten Bau und unveränderte graue und weiße Teile; im Balken sind einige kleine, nicht wegwischbare Blutungen zu sehen. Die Rautengrube ist mittelweit, die S y l v i sche Wasserleitung frei durchgängig; am Boden der 4. Kammer streifige Blutaustritte, das Kleinhirn samt dem gezähnelten Kern hingegen unversehrt. Die graue Rinde ist, abgesehen von der oben beschriebenen Stelle, überall unversehrt, insbesondere auch im Bereich der vermutlichen Gegenstoßstellen.

Die Blutleiter der harten Hirnhaut am Schädelgrunde enthalten nur wenig und nur flüssiges Blut. Nach Abziehen der harten Hirnhaut von der knöchernen Schädelbasis findet man noch mehrere Knochenbruchlinien; zunächst je einen zu beiden Seiten der Mittellinie von der Lochbildung im Schädeldach ausgehenden, geschlängelten, parallel verlaufenden Riß, der im Hinterhauptsloch einmündet und kurz vorher kleine Abzweigungen aufweist; sodann verläuft eine zweite Linie in der rechten mittleren Schädelgrube quer durch das mittlere Felsenbein, ihr hinterstes Ende vereinigt sich mit der vorigen neben dem Hinterhauptsloch, am vorderen Ende zeigt sie leichte Splitterung. Auf der linken Seite ist die Spitze der Pyramide zersprengt. In der vorderen Schädelgrube läuft eine feine, nur bei Auseinanderpressen der Schädelbasis deutlich werdende Bruchlinie durch den linken Teil des Türkensattels nicht ganz bis zum Siebbein.

Die Hypophyse ist mittelgroß, auf dem Sagittalschnitt besteht das richtige Verhältnis von Vorder- und Hinterlappen.

Die Paukenhöhlen sind beiderseits von Blut erfüllt, desgleichen ist eine geringe Blutansammlung in der Keilbeinhöhle und im Nasenrachenraum.

Im Bereich des oben beschriebenen Wirbelbruches ist die Wirbelsäule schwach abnorm beweglich; bei Öffnung des Wirbelkanals von hinten erweist sich die innere Knochenhaut des Wirbelkanals in Höhe des Bruchs etwas unterblutet; die harte und weiche Rückenmarkshaut sowie das Rückenmark selbst sind aber für die Betrachtung mit unbewaffnetem Auge unverletzt.

Die mikroskopische Untersuchung der Lungen ergibt geringe Fettembolie.

Sektionsdiagnose.

Depressionsfraktur im Bereich des oberen rechten Teils der Hinterhauptsschuppe mit Fortsetzung in Form mehrerer Bruchlinien an der Schädelbasis, besonders durch die Felsenbeine und den Türkensattel; Kontusionsblutung der Hirnrinde des rechten Hinterhauptslappens; geringe Blutungen des Balkens und der Rautengrube. Leichte Quellung des Gehirns. Blutung in beide Mittelohren und Gehörgänge sowie in die Keilbeinhöhle. Querbruch der Brustwirbelsäule im Bereich des 9. Brustwirbels; geringe Blutung in das hintere Mediastinum. Ekchymosen der Pleura. Zeichen zentralen Todes: Mangel an Leichengerinnseln, starke venöse Blutüberfüllung der Lungen und Nieren, geringere der Leber und Milz. Braune Pigmentierung der Leber. Geringe Hämosiderose der Milz. Akute Lungenblähung und mäßiges chronisches Lungenemphysem. Geringe chronische Bronchitis. Verwachsungen des linken Unterlappens. Akutes mäßiges Lungenödem, Hypostase der Lungen. Geringe Fettembolie. Geringe linksseitige Hydro- und Varicocele. Schürfungen der Haut. Narben des Mesosigmoids. Hämorrhoiden. Kleiner Nabelbruchsack. Geringe Arteriosklerose der Aorta.

Die wichtigsten Durchschnittsmaße und -gewichte[1].

Das Körpergewicht soll ungefähr so viel Kilogramm betragen als die Person Zentimeter über 100 cm mißt. Es darf also ein

---

[1] Die folgenden Zahlenangaben sind grobe Durchschnittswerte und entsprechen nicht der tatsächlich gesetzmäßig durch Alter, Rasse, Größe, Beruf usw. schwankenden Verhältnissen. Genauere Angaben bei Rössle und Roulet: Maß und Zahl in der Pathologie. Berlin: Julius Springer 1932.

Mann von 160 cm Länge rund 60 kg wiegen, ein solcher von 170 cm 70 kg.
Das Verhältnis von Herzgewicht zu Körpergewicht schwankt um 1 : 200.

Gewichte für die Geschlechter.

	Mann	Weib
Herz	316	270
Lungen (rechts und links)	800	650
Schilddrüse	30	30 (geographisch verschieden)
Gehirn	1350—1450	1250—1350
Leber	1500—1650	1400
Milz	120—150	135
Nieren	280	250
Nebennieren	14	12,6
Hoden	34—43	—
Pankreas	90	85
Hypophyse	0,6—0,7	0,6—0,8

Maße für reife Neugeborene.

Körperlänge	50 cm
Gewicht	3200 g
Kopfumfang	34 cm
Frontooccipitaler Durchmesser	11,4 cm
Größter querer Durchmesser	9,2 cm
Thymus	10—18 g

Maße von Erwachsenenorganen.

Herz: Dicke der rechten Kammerwand . . . . . . 0,3—0,5 cm
      „   „   linken   „   1,0—1,2 cm
Weite der aufgeschnittenen Mitralis . . . . 9—10 cm
  „   „   „   Tricuspidalis . . . . . . 10—12 cm

Innerer Umfang der	männlich	weiblich	
Aorta über Klappen	5,6—7,7	5,5—7,0	zwischen 20 und 50 Jahren
„ „ Zwerchfell	4,1—5,5	2,7—4,6	
„ „ Teilungsstelle	3,0—4,7	2,8—3,8	
Pulmonalis über Klappen	6,4—7,2	6,3—6,9	

Milz: Länge 12—14 cm, Breite 8—9 cm, Dicke 3—4 cm.
Leber: 28 : 20 : 9 cm.
Wurmfortsatz: 4—15 cm
Dicke des Schädels: 0,3—0,5 cm.

Vorwort für die Fachgenossen,
Nachwort für die Studierenden.

Vielfach geäußerte Wünsche bewogen mich, in dieser kleinen Anleitung die von mir am Pathologischen Institut der Universität Berlin eingeführte und für den Unterricht bestimmte Sektionsmethode wiederzugeben. Ich bin der Meinung, daß die Frage der Sektionstechnik für den Fachpathologen und für Assistenten an Pathologischen Instituten keine grundsätzliche sein kann. Jede einzelne Sektionsmethode ist in der Hand des geübten Obduzenten dazu da, sich immer entbehrlicher zu machen, indem der erfahrene Obduzent sich mehr und mehr vom Schema frei machen und jeden Fall, seinen jeweiligen Besonderheiten entsprechend, erledigen wird.

Einen Streit um die schlechthin „beste Sektionstechnik" sollte es also zwischen den Fachpathologen nicht geben; hingegen müssen sich die Vertreter der Pathologie an den Universitäten als Lehrer der jungen Ärzte die Frage ernstlich vorlegen, welches Verfahren für den Anfänger am zweckmäßigsten und also als Methode im Unterricht durchzuführen ist. Leitende Gesichtspunkte müssen dabei sein, daß dieses Verfahren in kurzer Zeit erlernbar und infolge logischen Aufbaues leicht zu merken ist; es darf also technisch (manuell) nicht schwierig sein und muß sich in der Reihenfolge der Einzelaufgaben an den natürlichen Bau des Körpers halten. Für die Durchführbarkeit ist häufig auch maßgebend, daß die äußeren Umstände, in denen gerade weniger Geübte häufig Sektionen zu machen haben, sich nicht mit einer verwickelten Methode vereinen lassen, welche etwa vielerlei Instrumente oder viel Platz oder einen großen Organtisch nötig hat. Zuweilen muß eine Sektion in einer winzigen Leichenkammer, auf einer ausgehobenen Zimmertüre oder gar auf dem Totenbett erledigt werden.

Die Forderung, die Sektionstechnik zu vereinfachen, hat ihre natürlichen Grenzen in dem Bau des menschlichen Körpers, genauer gesagt, in der Lage und in den Zusammenhängen der Organe, zum Teil auch in der Kleinheit und dem Feinbau einzelner unter denjenigen, die immer genau zu untersuchen sind. Damit kommen wir zur zweiten Hauptbedingung, welche eine Sektionstechnik für den Anfänger zu erfüllen hat: sie soll ihn gewissermaßen von selbst zur Gründlichkeit erziehen und Kunstfehler ersparen; die schwerstwiegenden Kunstfehler bei einer Leichenöffnung sind das Übersehen oder die Zerstörung wichtiger Befunde. Nun ist freilich die Erkennung pathologischer Veränderungen Sache der Erfahrung in der pathologisch-anatomischen Diagnose, aber eine sinnvolle Technik sorgt wenigstens dafür, daß vorhandene krankhafte Veränderungen ans Tageslicht gebracht und dem Auge dargeboten werden. Für die Vermeidung von Zerstörungen läßt sich allgemein nur das sagen, daß eine innegehaltene Ordnung der vorgeschriebenen Schnitte schon eine Gewähr für die Auffindung der krankhaften Abweichungen und für die Ermöglichung ihrer Beurteilung bietet; als Hauptregel muß aber für jede Sektionstechnik gelten, daß sie keinen natürlichen Zusammenhang zwischen Körperteilen zu trennen erlaubt, ohne daß vorher der Obduzent sich überzeugt hat, daß er damit keinen „Befund" zerstört.

In Deutschland sind hauptsächlich zwei Verfahren bei Leichenöffnungen gebräuchlich: erstens die Virchowsche und zweitens die Zenkersche Sektionstechnik. Beide haben ihre Vorzüge und ihre Nachteile. Die von Rudolph Virchow eingeführte Technik hat den Vorteil, verhältnismäßig einfach zu sein, weil sie die einzelnen Organe für sich aus dem Körper entfernt und einzeln zur Sektion bringt, dafür läßt sie aber in der Hand des Unerfahrenen zu viele Möglichkeiten des Übersehens von Befunden; das von Zenker empfohlene Verfahren verfolgt den Grundsatz der topographischen Wahrung der Zusammenhänge zwischen den Organen, entfernt daher nur (soweit die gewöhnlichen Erfordernisse es verlangen) Organkomplexe, z. B. die Brustorgane zusammen mit den Halsorganen und eröffnet und trennt sie erst nach der Herausnahme aus der Leiche. Dem Nutzen, den diese topographische Methode zweifellos bietet, steht als Einwand entgegen, daß sie dem Ungeübten größere Schwierigkeiten bereitet und mehr Platz beansprucht, jedenfalls oft mehr, als in vielen Fällen der Praxis, z. B. dem Gerichtsarzt, zur Verfügung steht[1].

---

[1] Mein erster Lehrer, Arnold Heller, ein Schüler Zenkers, ging folgerichtig schließlich so vor, daß er jede Sektion mit einer Ausweidung der Leiche begann und somit die Eingeweide von der Zunge bis zum After zusammen herausnahm; freilich wurden auch hier Zusammenhänge zertrennt (Gefäße, Nerven usw.).

Man soll das Gute nehmen, wo man es findet: „Prüfe alles, behalte das Beste" darf auch für den Wissenschaftler gelten. Aus den beiden Schulen Zenkers und Virchows hervorgegangen, hatte ich Gelegenheit, ihre (und manche andere) Sektionsmethode lange auszuüben, und so bin ich zu einem Verfahren gelangt, von dem ich hoffen möchte, daß es den Anforderungen an Einfachheit der Handhabung und an Sicherung des Sektionsergebnisses in der Hand des Anfängers am ehesten gerecht wird. Es soll ein Schema sein, von dem aus auch der Neuling in schwierig gelagerten Fällen eine zweckmäßige Abänderung seines Weges selbst finden kann, wie ich mich häufig überzeugt habe, kurz ein Schema, das im einfachen Durchschnittsfall ein festes Geleise, im verwickelten Fall naheliegende Möglichkeiten für freie und neue Entschließungen bietet, also auf unserem Gebiete den Arzt befähigt, die Anforderung zu erfüllen, der er sich in allen Fällen sonst gewachsen zeigen soll: die Besonderheit der ihm anvertrauten ärztlichen Aufgabe jeweils zu erkennen und sich ihr mit seinen Maßnahmen anzupassen.

Berlin, im September 1932.

R. Rössle.

MIX
Papier aus verantwortungsvollen Quellen
Paper from responsible sources
FSC® C105338

If you have any concerns about our products,
you can contact us on
ProductSafety@springernature.com

In case Publisher is established outside the EU,
the EU authorized representative is:
**Springer Nature Customer Service Center GmbH
Europaplatz 3, 69115 Heidelberg, Germany**

Printed by Libri Plureos GmbH
in Hamburg, Germany